AUS DER PSYCHIATRISCHEN UNIVERSITÄTSKLINIK IN ZÜRICH
(DIREKTOR: PROF. DR. E. BLEULER)

# DIE FRAGE DER SCHIZOPHRENIE BEI EINEM MITGLIED DER SEKTE ANTON UNTERNÄHRERS

INAUGURAL-DISSERTATION

ZUR ERLANGUNG DER

DOKTORWÜRDE

DER

MEDIZINISCHEN FAKULTÄT

DER

UNIVERSITÄT ZÜRICH

VORGELEGT

VON

**HANS BÄNZIGER**

MED. PRACT., VON LUTZENBERG (APPENZELL A. RH.)
I. ASSISTENZARZT DER PSYCHIATRISCHEN KLINIK ZÜRICH

SONDERABDRUCK AUS DER
„ZEITSCHRIFT FÜR DIE GESAMTE NEUROLOGIE UND PSYCHIATRIE“, BD. 110

SPRINGER-VERLAG BERLIN HEIDELBERG GMBH 1927

ISBN 978-3-662-40803-2 ISBN 978-3-662-41287-9 (eBook)
DOI 10.1007/978-3-662-41287-9

## Vorbemerkung.

Die Veranlassung zu dieser Arbeit bot die Internierung einer Anzahl Mitglieder der schweizerischen Sekte der sog. Antonianer im Jahre 1922. Durch diese Internierung wurde die Aufmerksamkeit von neuem auf einen Patienten der gleichen Anstalt gelenkt, der sich damals schon seit fast anderthalb Jahren dort befand, weil er ebenfalls in einer extremen Weise für die antonianische Lehre eingetreten war. Es stellte sich dann in der Folgezeit heraus, daß er weitaus der interessanteste und selbständigste Vertreter seiner Lehre war, und daß sich an ihm auch zeigen ließ, was für die andern internierten Mitglieder als charakteristisch gelten konnte. Daneben hat er aber die Lehre Unternährers selbständig weiter entwickelt und sich zuletzt wieder ganz von der Sekte der Antonianer gelöst, so daß neben persönlichen Schilderungen aus seiner Sektiererzeit auch kritische Bemerkungen über die Antonianer von ihm zu erhalten waren. Der Fall S. mag deshalb auch als kasuistischer Beitrag die beiden einzigen bisherigen Veröffentlichungen von psychiatrischer Seite[1] ergänzen.

Maßgebend für die Verarbeitung des Materials war aber die psychiatrische Fragestellung. Eine psychologische Analyse wurde nur versucht, insofern sie zur Begründung der Diagnose nötig war. Der Psychoanalytiker wird allerdings da und dort auf Zusammenhänge hingewiesen, die auf der Hand zu liegen scheinen, die sich aber mit dem vorliegenden Material nicht beweisen lassen. Da der Fall zu einer eingehenden Analyse keine Gelegenheit bot, wurde auch darauf verzichtet, den ganzen Fragenkomplex zu erörtern, der sich in psychoanalytischer Hinsicht

[1] *Rorschach*, Einiges über schweizerische Sekten und Sektengründer. Schweiz. Arch. f. Neurol. u. Psychiatrie **1**. 1917. — *De Saussure*, A propos d'un disciple d'Unternährer. Arch. de psychol. **17**, Nr. 68. 1919.

aus dem Material ergibt. Wenn trotzdem da und dort Ergebnisse der psychoanalytischen Forschung verwertet wurden, so handelt es sich um Zusammenhänge, die heute auch von psychiatrischer Seite kaum mehr ernstlich bestritten werden.

Für die Anregung zu dieser Arbeit sei mir erlaubt, an dieser Stelle Herrn Professor *H. W. Maier*, für die Überlassung des Materials Herrn Professor *Bleuler* meinen herzlichen Dank auszusprechen, ebenso Herrn Dr. *Emil Oberholzer* für die sachkundige Auswertung des Rorschachschen Formdeutungsversuches.

### *Die Familie S.*

Beide Eltern der Brüder S. waren Schweizer. Der Vater entstammt einer Landgemeinde, aus der aber schon der Großvater der beiden Brüder fortgezogen war, um sich in einer Stadt niederzulassen. Ursprünglich Gärtner, wurde der Vater später Fuhrmann. Er soll nach den Angaben der Mutter, an die Emil S. sich erinnert, früher tüchtig gewesen sein, fing aber später an zu trinken, hörte auf zu arbeiten und für die Familie zu sorgen und blieb verschollen, seit im Jahre 1895, nach 24jähriger Ehe, die Mutter sich von ihm getrennt hatte. Diese war eine Bauerntochter; sie und ihre Schwester heirateten zwei Brüder S. Die Schwester soll eine „völlig normale, ruhige Bäuerin“ gewesen sein, die Mutter der Brüder eine „stille, ruhige“ Frau, die später als Seidenwinderin 18 Jahre in dem gleichen Geschäft arbeitete. Nachdem sie schon 7 Jahre verheiratet war und ihrem Manne 3 Kinder geboren hatte, bekam sie im Alter von 28 Jahren ein uneheliches Mädchen. Dieser Tochter, Frau L., einer Halbschwester der beiden Brüder S., verdanken wir diese Angaben über die Familie. Die Mutter starb 17 Jahre nach der Trennung von ihrem Manne an einer Struma carcinomatosa mit Metastasen in der Lunge. Der Krankengeschichte entnehmen wir, daß sie eine mittelgroße Frau von zartem Knochenbau, mit wenig entwickelter Muskulatur und geringem Fettpolster war. Sie gab damals an, daß sie bei ihrer 9. und letzten Geburt eine Lungenentzündung durchgemacht habe, sonst aber bis zu ihrer Kropferkrankung immer gesund gewesen sei.

Frau L. erinnert sich nicht, daß in der Familie, außer bei ihren Halbbrüdern, jemals manifeste Geisteskrankheiten vorgekommen seien. Auch von einem Selbstmord in der Familie habe sie nie etwas gehört. Sie erzählt, ihre 4 Jahre ältere Halbschwester Martha, die richtige Schwester der beiden Brüder, habe abgesehen von anderen dirnenhaften Beziehungen zu Männern längere Zeit mit einem Maler im Konkubinat gelebt, woran auch Emil S. sich deutlich erinnert. Auch nach ihrer ersten Heirat mit einem Schießbudenbesitzer habe sie ein bewegtes Leben geführt und schließlich ein Verhältnis mit einem Tierbändiger begonnen, den sie auch heiratete, nachdem ihr erster Mann sich aus Kummer über ihre Untreue erschossen hatte. Emil S. erinnert sich auch, daß sie in spiritistischen Zirkeln verkehrte und zu unzähligen Kartenschlägern gelaufen sei.

Von den 9 Kindern, welche die Mutter S. gebar, starben 2 Knaben und 2 Mädchen im früheren Kindesalter. Ein weiterer Knabe, Friedrich S., wurde als Kind in der Bürgergemeinde verkostgeldet und war dort als sehr verwegen, in der Schule als Schlingel bekannt. Nach seinen eigenen Angaben sei er stets ein schlechter Schüler gewesen und habe nie recht schreiben gelernt. Als Kind sei er einst aus dem Fenster gestürzt und bewußtlos liegengeblieben. Seit dieser Zeit hatte er auf der linken Stirnseite eine halbmondförmige Narbe. Mit 13 Jahren sei er von einem Heuboden ca. 8 m tief auf eine Wagendeichsel und von dieser auf den Zementboden gefallen. Er sei damals 2 Tage bewußtlos gewesen. Aus einer Bäckerlehre habe man ihn fortgenommen, weil der Meister wegen Diebstahl bestraft wurde. Er hielt aber auch an anderen Orten nicht aus, kam vor seinem 17. Jahre für $2^1/_2$ Jahre in eine Erziehungsanstalt, nachher zu Bauern und schließlich als Fuhrknecht in verschiedene Städte. Mit 23 Jahren bekam er zum erstenmal einige Tage Gefängnis „wegen boshafter Drohung", wie aus dem Strafregister zu ersehen ist. Wegen Diebstählen wurde er in den folgenden Jahren 5mal bestraft, zuletzt wegen wiederholter Diebstähle mit mehreren Jahren Zuchthaus. Schon einige Monate nach Antritt dieser Strafe äußerte er Verfolgungsideen, behauptete, seine Mitgefangenen ließen ihn nicht in Ruhe, wollten ihn chloroformieren und töten oder in den Arrest bringen. Nach dem Berichte des Gefängnisarztes traten diese Ideen zum ersten Male auf, als er in die Zelle zurückversetzt wurde und ein Komplize statt seiner im Saal arbeiten durfte. Er wurde unruhiger, klagte, daß er nicht schlafen könne, weil Jesus immer mit Gott spreche. Schließlich hielt er sich selbst für Jesus, der zu Ostern gekreuzigt und als Sohn Gottes zu demselben hinaufsteigen werde. Er verfertigte sich einen Nagel und behauptete, man werde ihn damit kreuzigen. Er äußerte auch, er wolle für die ganze Welt sterben. Hierauf wurde er im Januar 1912, im Alter von 31 Jahren, in die Irrenanstalt versetzt, nachdem er ungefähr 1 Jahr in der Strafanstalt zugebracht hatte. Das Gutachten kam zum Schlusse, daß S. bei einem geringen Grade von Schwachsinn an einer Schizophrenie leide, infolgedessen nicht straferstehungsfähig, aber wegen seiner Gemeingefährlichkeit in einer geschlossenen Anstalt zu versorgen sei. In seinem Verhalten zeigte er eine Neigung zu Stereotypien, lief tagelang umher, meistens um einen Tisch herum, oder stand stundenlang im Hof auf demselben Fleck und gab sich den Anschein, als schaue er direkt in die Sonne. Meist war er verschlossen und abgesperrt, zeitweise trotzig, ab und zu gab er freundlich Auskunft und erzählte von seinen Halluzinationen des Gehörs und der Körperempfindungen, die er auch beim Arzt voraussetzte und deren Auftreten er in die früheste Kindheit zurückverlegte. So behauptete er, daß Jesus ihn schon nach seinem Sturz zum Fenster hinaus im Alter von $5^1/_2$ Jahren zum Arzt geleitet habe. Im Alter von 6 Jahren habe ihn der himmlische Vater besucht. Schon damals habe der Arzt gewußt, daß einer von den Brüdern S. ans Kreuz müsse. Meist äußerte er, daß er „Jesus bei sich habe", dann wieder, daß er „einen Geist und einen Jesus in sich habe". Auch sprach er davon, daß „die Jesusse vom Himmel herunter kommen". Er äußerte auch die Idee, Gott wolle einen Sünder haben, um ihn ans Kreuz zu schlagen, darum habe er ihn genommen. Die Diebstähle habe er „dem Vater" alle eingestanden. Er klagte darüber, daß es in seinem Bauch zugehe wie in einem Wespenhaus, es seien Russen, Katholische und Reformierte darin. Im Kopf habe er etwa 30 Geister. Wenn er besonders heftig von seinen Halluzinationen geplagt wurde, konnte er laut schimpfen und gegen seine Mitpatienten tätlich werden. Dabei hielt er sich stets für gesund. Er wurde dann in eine andere Irrenanstalt verbracht, in der er bis zu seinem Tode verblieb.

Von den beiden überlebenden Söhnen der Familie ist der eine, W., schwachsinnig. Er brachte sich meist als Fuhrmann durch, trank zeitweise übermäßig, war bei den Mormonen und kam später auch zu den Antonianern. Da er geistig ganz unselbständig ist und sich bis zur Internierung nur nach seinem jüngeren Bruder Emil richtete, vermag er nichts wesentlich Neues zu bieten. Dieser jüngere Bruder, den wir von nun an kurz mit „S." bezeichnen wollen, soll uns in dieser Arbeit näher beschäftigen.

### *S. 1. Kindheit.*

Als S. am 29. III. 1890 geboren wurde, befand sich zu Hause nur noch sein um 6 Jahre älterer Bruder W. Mit diesem zusammen wuchs er auf, bis er mit

5 Jahren zu seiner Schwester, der schon erwähnten damals 21 jährigen Martha kam, zur Zeit, als sie in einem benachbarten Orte mit dem Maler im Konkubinat lebte. S. erzählt, daß er und sein Bruder bis dahin unzertrennliche Freunde gewesen seien, vor allem habe *er* wie eine Klette an seinem älteren Bruder gehangen. Er erinnert sich z. B., daß er schon mit 5 Jahren für seinen damals 11 jährigen Bruder auf Rechnung des Vaters Tabak kaufen ging. Die Knaben konnten herumstreifen, wie sie wollten, niemand kümmerte sich um sie, doch wurden sie vom Vater geschlagen, wenn sie ihm über den Weg liefen. Dabei muß es oft zu brutalen Szenen gekommen sein. So erinnert sich S., daß sein Vater einmal den älteren Bruder in einen Brunnentrog steckte und erst losließ, als er selbst ihn in die Nates biß. An erfreuliche Erlebnisse mit seinem Vater erinnert S. sich überhaupt nicht. Auch bei seiner Schwester sei er den ganzen Tag sich selbst überlassen gewesen, da sie und ihr Liebhaber sich nur abends kurze Zeit mit ihm abzugeben pflegten. Trotzdem hat S. diesen Maler in angenehmer Erinnerung, weil er der erste war, der ihm von den Mormonen erzählte, die später in seinem Leben eine große Rolle spielen sollten. 1 Jahr nachher, mit 6 Jahren, kam S. wieder an seinen Geburtsort zurück, doch waren seine Eltern unterdessen fortgezogen, ohne daß er erfuhr, wohin; auch sein Bruder war in eine Erziehungsanstalt gebracht worden, so daß er allein zu Bekannten kam. Dort ging es ihm gut, doch konnten ihn diese Leute nur 1 Jahr behalten. In dieser Zeit besuchte er die 1. Schulklasse, nur gezwungenermaßen, wie er sich noch heute erinnert. Er habe auf alle mögliche Weise versucht, sich um den Unterricht zu drücken, erinnert sich z. B., wie er sich mitten in einen Bach legte, weil man ihn dort nicht gut herausholen konnte, oder wie er aus dem Keller entwischte, in den der Lehrer ihn gesperrt hatte. Mit seinen Kameraden habe er Katzen gefangen, die sie dann als Schlangenfutter mitnahmen, um gratis in den zoologischen Garten gelangen zu können. Geraucht habe er schon vor dem 6. Jahre.

1 Jahr später kam S. in seine Heimatgemeinde zu einem Bauern, wo er nur unregelmäßig zur Schule ging. Als er dann nach 1 weiteren Jahre in eine Erziehungsanstalt verbracht wurde, wo er bis zu seinem 16. Jahre bleiben konnte, berichtete die Gemeinde an den dortigen Vorsteher, er bedürfe einer rationellen Erziehung, welche ihm die Bauern der Heimatgemeinde nicht geben könnten. Er sei viel zu viel geschlagen worden und scheine immer verstockter werden zu wollen. S. selbst erzählt, daß er einmal seinem „Pflegevater“ davongelaufen sei und 4—5 Tage im Freien von unreifem Obst gelebt und unter Holzbüscheln geschlafen habe, weil er sich vor Angst weder nach Hause noch in die Schule traute. Schließlich habe er Leute gefunden, denen er auf dem Felde helfen konnte, und die ihn etwa $^1/_2$ Jahr behielten.

### 2. *Erziehungsanstalt.*

Aus den dortigen Büchern und späteren Angaben des damaligen Anstaltsvorstehers geht hervor, daß S. bei seinem Eintritt zum zweiten Male in die 1. Schulklasse eintreten mußte, er soll aber nicht nur schwach begabt gewesen sein, sondern es habe ihm auch am Eifer gefehlt, den er eher dazu verwendet habe, durch Schwatzen den Unterricht zu stören. Die Leistungen in der Schule wurden dann als mündlich ziemlich gut, schriftlich schwach, die Handarbeiten als wenig befriedigend, sein Betragen als leichtsinnig, oft ungehorsam bezeichnet, doch sei er nicht ausgesprochen unlenksam und trotzig gewesen, auch nicht bösartig, sondern eher gutmütig. Bei seinem Eintritt hätten ihm auch die allerprimitivsten Begriffe menschlicher Gesittung gefehlt; er habe sich dann verhältnismäßig viel gebessert, „blieb aber eine leichtsinnige, oberflächliche, etwas schalkhafte Natur. Durch Aufrichtigkeit hat er sich nicht ausgezeichnet, so wenig als durch Interesse an geistigen oder religiösen Fragen". Hören wir, wie S. selbst über diese Jahre erzählt. Er erinnert sich noch heute, als ob es gestern gewesen wäre, wie der Pfarrer seiner Heimatgemeinde ihn in die Erziehungsanstalt brachte, und weiß noch alle Einzelheiten der Ankunft in der Anstalt, z. B. was es zum Essen gab. Er habe sich in dieser Anstalt zu Hause gefühlt. Zuerst kam er zu einer sehr netten Lehrerin, bei der er ca. $1^1/_2$ Jahre blieb, und bei der er auch ziemlich fleißig war, weil sie ihn verstand. Dann kam ein anderes Fräulein, mit dem er vom 1. Tag an Reibereien hatte. „Je mehr sie mich schlugen, um so mehr lachte ich, weinte nie, und um so zorniger wurden sie." Der Hausvater habe ihn nicht verstanden, weil er an zu viel Freiheit gewohnt war. Draußen gab es nie Anstände, er durfte sogar, trotzdem er der jüngste war, einem Geometer bei Ausmessungen helfen und hatte Freude an der Landwirtschaft, wo er sich ebenfalls betätigen konnte. Jeden Sonntag mußten die Knaben in das nahe Dorf zum Gottesdienst, von dem er „einen großen Aberwillen gegen die Kirche" zurückbehielt. Schon als Knabe habe er aber an einen Gott geglaubt und „an dem herumstudiert". Mit großer Vorliebe las er damals die Makkabäer, ging von den Bildern der Helden aus, die er im Buche fand, und las die dazugehörigen Geschichten. Er war immer entflammt, wenn etwas erzählt wurde, was ihm als Heldentat vorkam. Auch aus der Geschichtsstunde beschäftigten ihn einzelne Gestalten, z. B. Hans Waldmann, denn bis zu seinem 16. Jahre sei er sehr patriotisch gewesen. Vor allem begeisterte er sich für Männer, die sich für andere aufopferten. Die Bibel las er schon vor dem 13. Jahre von vorn bis hinten; er hoffte später einmal „den Glauben an Gott mit dem Patriotismus zu verbinden", weil doch Gott jedes Volkes Gott sei. Auch was er im Schulbuch über Luther las, beschäftigte ihn, und er dachte sich aus, wie er etwas werden wolle, was von jedem die guten Eigenschaften vereinige. „Im Theoretischen, nach dem Schulsystem" war er immer etwas hinten nach, aber „in der eigenen Kombination" den anderen voraus, z. B. beim Spielen immer der erste, schnellste. Er fürchtete sich vor nichts, z. B. bei Waffenspielen. „Meine Sinne waren immer draußen oder am Zukünftigen, aber für das Gegenwärtige war ich immer abwesend." Er studierte darüber nach, wie man irgend etwas leisten könnte, aber es kam gewöhnlich anders als er sich gedacht hatte. Bei den Kameraden war er immer beliebt, kameradschaftlich, kam mit allen gut aus. Er war einer der Schlimmsten, die „Lumpenstreiche" anstellten, aber es waren immer „harmlose Sachen", womit er sagen will, daß er keine sexuellen Handlungen beging, denn er fährt gleich fort, daß er bis zum 19. Jahre nichts von Onanie gewußt habe. Er sah wohl den Geschlechtsakt beim Vieh, dachte aber nicht daran, sich selbst sexuell zu betätigen. Die Mädchen liebte er „wie die anderen". Mit der Konfirmation im April 1906 ging die Anstaltszeit zu Ende. Die Konfirmationsfeier war für ihn etwas rein Konventionelles, mechanisch erinnert er sich an den Spruch, den er bekam, „Befiehl dem Herrn deine Wege und hoffe auf ihn, er wird's wohl machen".

### 3. *Lehrzeit.*

Der Vormund seiner Heimatgemeinde, ein Schmied, hatte gewünscht, daß S. eine Schmiedlehre durchmache; er weigerte sich aber, hinzugehen, weil sein älterer Bruder dort schlecht behandelt worden war. Er selbst wäre gerne Schneider geworden; doch kam er schließlich zu einem Wagnermeister in die Lehre, wo er beinahe 3 Jahre blieb. Die letzten 3 Monate seien ihm geschenkt worden, behauptete S., als er uns davon erzählte. Statt ihn bis zum Mai 1919 zu behalten, habe ihm der Meister schon Anfang Februar freigestellt, zu bleiben oder zu gehen; „in seinem Eigenwillen" wollte er aber keinen Tag länger bleiben, weil er die ganze Lehre als etwas Aufgezwungenes ansah. Als ihm der Meister später schrieb, er könne um angemessenen Lohn wieder zu ihm kommen, habe er ihm gar nicht geantwortet, „ich wäre zu stolz gewesen, weil ich ihm das erste Mal geantwortet hatte, ich komme nicht wieder“. Trotzdem stehe er seither wieder gut mit dem Meister und habe ihn später während seines Militärdienstes besucht. Es war ein mechanischer Betrieb, in dem er allein mit dem Meister arbeitete. Abgesehen von kleinen Wortstreitereien habe er damals keine Anstände gehabt. Der Meister sei aber streng gewesen und habe ihm verboten zu rauchen. Das habe ihn gerade gereizt, es zu tun. Dagegen sei er nach 1 Jahre freiwillig in den Blaukreuzverein eingetreten, weil der Meister ihm den Alkoholgenuß freigestellt habe. Im 1. Jahre habe er noch vormittags und nachmittags sein Glas Most getrunken, in den 2 folgenden Jahren nichts mehr. Er sei sogar ausgelacht worden, weil er nicht in Wirtschaften ging. 2mal wöchentlich habe er die Handwerkerschule besucht, aber ohne großes Interesse. In der freien Zeit und am Sonntag sei er meist zu Hause geblieben, half dem Vater des Lehrmeisters in der Landwirtschaft oder ging allein in den Wald, denn der Meister wollte nicht, daß er sich in dem Fabrikdorf mit anderen jungen Leuten und Mädchen einlasse, die er als „leichtes Volk“ bezeichnete. Er habe damals fast nur in der Gegenwart gelebt, „ich war nicht mehr der Schwärmer wie früher“. Er fühlte sich wohl, hatte keine anderen Gedanken als an sein tägliches Leben, das ihn auch körperlich ganz in Anspruch nahm. Nur manchmal hatte er Heimweh nach der Erziehungsanstalt oder schrieb an seine Mutter, von der er inzwischen erfahren hatte, daß sie sich als Weberei-Arbeiterin durchbrachte. Von seinem Bruder hörte er nichts, seine Schwester, bei der er als Kind einige Zeit zugebracht hatte, schickte ihm aber, als er schon einige Zeit in der Lehre war, monatlich 20 Franken, aus denen er seine persönliche Ausrüstung ergänzen mußte. „Der Rest wurde verraucht“, erzählte er lachend. Der Meister habe beim Abschied behauptet, er sei in der ersten Zeit, als er noch nichts von der Schwester bekam, mit seinen Gedanken mehr bei der Arbeit gewesen. Später erzählte S. in anderem Zusammenhang, daß der Meister auch einmal zu ihm gesagt habe, er hätte die Fähigkeit zu lernen, was er wollte, wenn er nur mit den Gedanken immer bei der Arbeit wäre. Und dabei erinnert sich S., daß er in der Lehrzeit beim Speichenschnitzen oft mit wachenden Augen habe träumen können. Später, als er sich als Gärtner durchbrachte, sei das sogar sein „Hauptübel“ gewesen. In der Bibel habe er von der Konfirmation bis zum 23. Jahre fast nie gelesen, sei aber immer empfänglich geblieben, z. B. bei Vorträgen im Blaukreuzverein. „Weil ich mir die Bilder vorstellen konnte, hat es mich angegriffen, ich war immer weichherzig.“ Schon als Knabe habe er trotz seiner Wildheit keine Tränen sehen können, ohne selbst zu weinen, und auch heute noch bekomme er Tränen „bei einer beliebigen Geschichte, in der etwas Ergreifendes vorkommt“. Weihnachten 1907 erkrankte er nach einem Besuch bei seiner Mutter an einer Lungenentzündung, sonst war er körperlich immer gesund. Von seinem Verhältnis zu seiner Mutter, bei der er nach der Lehrzeit die ersten 2 Monate zubrachte, erzählt S., er sei gut mit ihr ausgekommen, hatte aber „nicht die Liebe, die vielleicht ein anderes Kind gehabt hätte, nur ein Ehrfurchtsgefühl“.

Vergleicht man die Angaben des Lehrmeisters und seiner Frau über diese Zeit mit denen, die S. uns machte, so stimmen sie in den wesentlichen Punkten überein. Der Lehrmeister gibt an, es sei im 1. Jahre gut gegangen, später habe S. gerade das getan, was man ihm verbot, so daß er ihn ein Vierteljahr vor Beendigung der Lehrzeit entlassen habe, um ihn los zu werden. Der Meister gab aber von sich aus zu, er habe nicht immer die nötige Geduld gehabt und sei manchmal zu streng gewesen, so daß S. dadurch „noch bockiger“ wurde. Gearbeitet habe er gerne und sei anstellig gewesen. Schon damals habe S., wenn er dem Vater des Meisters half, eine Vorliebe für Gärtnerei gezeigt, z. B. Bäume angepflanzt. Er sei „flink wie ein Teufel“ gewesen, fing z. B. einmal eine Ratte mit der Hand. Beide Eheleute betonen, daß S. ohne seinen Trotzkopf der tüchtigste Bursche gewesen wäre. Die Handwerkerschule habe er nicht lange besucht, „weil er nicht gehorchen konnte“, er erklärte schließlich, er gehe nicht mehr hin. Weichherzig habe man ihn nie gesehen, außer beim Abschied. Da sei er plötzlich weich geworden und habe geweint, als er gehen sollte. Er hatte vorher einmal behauptet, man halte ihn wie einen Hund, meinte immer, man profitiere von ihm, und er arbeite zu viel. Er glaubte sich übervorteilt, weil der Lehrmeister sein Kassabüchlein verwaltete und verlangte, daß man es ihm aushändige. Hatte er aber Geld, so gab er es „für Bier oder Unsinn“ aus. Er sei wirklich Mitglied des Blaukreuzvereins gewesen, mochte aber trotzdem „den Alkohol lieber als den Sirup“. Mit Mädchen sei er nie herumgezogen, eher habe er sich mit Burschen herumgetrieben und kam dann erst nachts unbemerkt nach Hause geschlichen. „Immer steckten Lumpereien in ihm.“ Fragte man ihn zuviel aus, so log er. An sich selbst sei S. unordentlich gewesen und immer schmutzig, trotzdem er sich wusch. Er habe eine „elende Schrift“ gehabt. Zeitweise war er auch Bettnässer. Es sei ihm an der Lehrstelle ohnehin „zu eng“ gewesen, aber die Schwester habe sein Freiheitsverlangen noch unterstützt. Als er nach 1 Jahr den Lehrmeister besuchte, sei er weichherzig gewesen und habe erklärt, nun sehe er ein, daß man ihn nicht wie einen Hund gehalten habe. Auch später kam er wiederholt zu Besuch, als er sich in der Nähe im Militärdienst befand. Damals sei er ganz anders gewesen als während der Lehrzeit und habe offen und zutraulich von seinen Verhältnissen erzählt. Die Schwester war damals gestorben und S. gab zu, daß er durch sie auf Abwege gekommen war. Bei diesen Besuchen habe S. davon erzählt, er gehe zu den Mormonen nach Amerika. Er habe dabei so eifrig Bibelsprüche zitiert, daß der Lehrmeister „bremste“ und erklären mußte, man könne auch übertreiben.

Als wir später mit S. diese Angaben des Lehrmeisters besprachen, gab er zu, er werde ihn wohl angeschwindelt haben, wenn er ihn nicht ausgehen lassen wollte. Er sei nur Bettnässer gewesen, bis er aus der Lehre kam, nachher nie mehr. Schon in der Erziehungsanstalt habe er darunter gelitten, „geärgert und geschämt hat es mich genug, aber ich wußte kein Mittel dagegen“. Er sei nie daran erwacht und wisse nicht, ob es Gleichgültigkeit gewesen sei.

### 4. *Vagantenzeit.*

Über die nächsten Jahre besitzen wir nur eine einzige objektive Notiz aus den Büchern der Erziehungsanstalt. S. habe nach Beendigung der Lehre eine Zeitlang in der Fabrik, dann bei einem Bauern gearbeitet, später habe man ihn als Ausrufer in einer Menagerie getroffen. Wir müssen daher S. selbst über diese Zeit berichten lassen. Diese Angaben können aber als zuverlässig gelten, da sie aus der Zeit stammen, in der er uns mit rückhaltloser Offenheit über seine Vergangenheit berichtete. Er erzählt:

Als er die ersten Monate nach seiner Lehrzeit bei der Mutter zubrachte, arbeitete er in einer Glühlampenfabrik, um der Mutter nicht zur Last zu fallen. Unterdessen hatte er erfahren, daß der Bruder, mit dem er seine Kinderjahre verbracht hatte, sich in Z. befand und suchte ihn auf. Er selbst fand Anstellung bei einem Wagnermeister, in dessen Nähe auch der Bruder bei einem Fuhrhalter arbeitete. In der freien Zeit traf er viel mit dem Bruder zusammen, der damals „ein starker Trinker und geistig heruntergekommen war“. S. hing immer noch sehr an ihm und bemühte sich, ihn vom Trinken abzuhalten, aber ohne Erfolg. Er hatte Mitleid mit dem Bruder, der ihn schon äußerlich an den Typus des Vaters erinnerte, und litt unter seiner Verwahrlosung. Das ganze Leben hindurch habe ihn der Gedanke an den Vater verfolgt und von Tanz- und anderen Anlässen abgehalten.

Nach ungefähr 1 Jahre bekam S. „den Trieb, wieder einmal anderswohin zu gehen", und fuhr aufs Geratewohl nach Bern zu seiner Schwester Martha, die unterdessen einen Schießbudenbesitzer geheiratet hatte und deshalb viel herumreiste. Er blieb dann ca. ein Vierteljahr dort und beschäftigte sich auf Wunsch der Schwester auch mit Spiritismus und Magie. Allmählich sei ihm das aber „gegen seine Natur" gegangen, und er ging nicht ungern nach B., als er dort im Herbst des gleichen Jahres seine Rekrutenschule absolvieren mußte. Über den Militärdienst habe er sich damals keine Gedanken gemacht, da er sich gut anzupassen verstand. Nach der Rekrutenschule verbrachte er $^1/_2$ Jahr an einem Spital, wo er von einem Masseur angelernt wurde und sich dann selbst als Badewärter und Masseur betätigte. Er gibt an, daß der Dienst bei der Sanitätstruppe, der er zugeteilt war, ihn auf diesen Beruf gebracht habe, um so mehr, als der Wagnerberuf ihm zu streng gewesen sei. Er habe den neuen Beruf mit Liebe versehen. Damals habe er kein Verlangen nach einer religiösen Gemeinschaft gehabt und eher spöttische Bemerkungen gemacht, als ein anderer Wärter versuchte, ihn zum Eintritt in einen Jugendbund zu bewegen.

Im April 1911 reiste er nach Deutschland. Er wollte die Welt kennenlernen, sprach aber nur Deutsch und ging deshalb dorthin. Er sei nirgends gern gebunden gewesen, erzählte er später einmal. Er habe gern etwas gearbeitet und doch auch wieder den Drang gehabt, etwas von der Welt zu sehen. Er hatte 300 Franken erspart und wanderte nun zu Fuß, „wie mich das Gefühl gerade leitete". Als S. zum ersten Male von dieser Reise berichtete, erzählte er, daß ihm sein Geld erst in Emden ausging. Er habe sich dann dort durch Kohlenausladen auf einem Transportschiff 100 Mark verdient, mit denen er nach Hamburg reiste. Später, als wir ihn nochmals befragten, erzählte er, daß er sich in Eisenach von der Reklamegesellschaft eines Zirkusses anwerben ließ und mit dieser bis Emden zog. Dort seien ihm die Leute wegen ihrer Leichtfertigkeit verleidet, weshalb er nicht länger bei ihnen bleiben wollte. Er selbst habe damals nie etwas „mit Weibspersonen zu tun" gehabt. Auf die Frage, was ihn zurückhielt, Mädchen aufzusuchen, erklärte er, „weil ich nicht gewußt hätte, wie anfangen", er habe auch vom Spital her Furcht gehabt sich anzustecken, weil er dort geschlechtskranke Männer pflegen mußte. S. erklärte dann, daß er weder seiner Frau noch uns bisher etwas von seiner Anstellung bei der Zirkusgesellschaft erzählt habe, weil sie einen schlechten Ruf genoß. Er habe das Budenleben von seiner Schwester her gekannt und angenommen, daß andere Leute es für ebenso verabscheuenswürdig hielten, wie er selbst in späteren Jahren. Über seinen Aufenthalt in Hamburg wies S. sich durch die Kenntnis verschiedener Örtlichkeiten und Sehenswürdigkeiten aus, so hatte ihm z. B. der Elbtunnel Eindruck gemacht. Mit „fragwürdigen Elementen" habe er sich nie abgegeben, nur ab und zu ließ er sich mit anderen wandernden Burschen ein, blieb aber meist für sich allein und schlug sich zeitweise durch Gelegenheitsarbeiten, dann und wann auch durch Bettel durch, bis er im Frühjahr 1912 wieder in die Schweiz zurückkehrte. Er sei damals kein großer Patriot gewesen, habe aber zuletzt trotz seiner Begeisterung fürs Wandern Heimweh bekommen. Mittellos kam er in Z. an und fand hier bei einem Gärtner eine Stelle, die er 1 Jahr innehatte. Auch in den nächsten Jahren betätigte er sich meist als Gärtner, zeitweise diente er bei einem Baumeister als Handlanger.

### 5. *Mormonenzeit.*

Bis dahin hatte S. sich seit der Schulzeit kaum mit religiösen Fragen abgegeben. Er erzählt nur, daß er in Deutschland „in Angst und Bedrängnis", d. h.

wenn es ihm schlecht ging, das Gefühl hatte, er müsse beten. Er tat es aber nur so lange, als die Bedrängnis dauerte. Erst im Sommer 1913 seien seine religiösen Interessen „wieder aufgeflammt“, als er bei einem ehemaligen Kameraden der früheren Erziehungsanstalt 2 Mädchen kennenlernte, die der Mormonensekte angehörten und ihn in die Versammlungen dieser religiösen Gemeinschaft mitnahmen. Die eine gefiel ihm, er lernte sie in der Folge näher kennen, hatte aber nie intimen Verkehr mit ihr, da dies der Lehre widersprach. Dabei stieß sie ihn aber bald durch ihre Unbeständigkeit zurück. Er erfuhr, daß sie bereits ein uneheliches Kind habe und sah, daß sie sich von anderen Burschen „herumzerren“ ließ. Sie „sog ihn auch aus“, bis er sie nach 2 Monaten wieder verließ und auch die Versammlungen nicht mehr besuchte. Das Verhalten des Mädchens, das seine Zugehörigkeit zu einer religiösen Gemeinschaft mit Leichtsinn zu verbinden verstand, sucht er sich heute dadurch zu erklären, daß es eben auch Mitglieder gebe, die sich nicht an die Gebote halten, und mit denen man Geduld habe.

Nach dieser Enttäuschung fing S. wieder an zu wandern und kam bei dieser Gelegenheit auch nach M., wo er seinen Schwager und seine Schwester traf. Er schloß sich ihnen an und begleitete sie nach B., wo sie mit einem Karussell den Jahrmarkt besuchten. Ungefähr 1 Woche blieben sie dort, und in dieser Zeit kam S. zum ersten sexuellen Verkehr mit einem ihm bisher unbekannten Mädchen. „Sie laufen einem ja nach“, bemerkte er, als er uns von diesem Erlebnis berichtete. Es sei der einzige sexuelle Verkehr vor seiner ersten Heirat gewesen, und er habe sich noch manchmal dieses Vorkommnisses geschämt; es habe ihn auch „gewürgt“, als er später seiner Braut davon erzählte. Am Tage nach diesem Erlebnis habe er den ganzen Tag unter Erektionen gelitten und sich vor einer Ansteckung gefürchtet. Als sie dann von B. nach G. zogen, hatten 4 Burschen aus der Truppe mit einem Mädchen aus dem Städtchen sexuellen Verkehr; als sie aber wollten, daß auch er sie mißbrauche, habe er sich geweigert, „dort hat es mir wirklich gegraust, denn in so einen Sumpf wollte ich doch nicht hineinstehen“. Auch könnte er „nichts Geteiltes“ mit einem anderen haben, fügte er hinzu. So trennte er sich bald wieder von der Truppe und kam nach Z. zurück. Hier erinnerte er sich wieder der Mormonen; denn was er in den Versammlungen gesehen hatte, habe ihn innerlich wieder „entflammt“, die Grundsätze nicht zu rauchen, keinen Alkohol, Tee oder Kaffee zu trinken, hatten ihn „religiös geweckt“. Er fing an, die Schriften der Mormonen zu lesen und hatte auch einige Amerikaner kennengelernt, die ihm imponierten, weil sie „aufgeweckt, nicht trübselig, lebhaft und temperamentvoll“ waren. Trotz der Enttäuschung, die das Mädchen ihm bereitet hatte, ging er bald wieder in die Versammlungen und ließ sich schon am 13. X. des gleichen Jahres im Flusse taufen. Das Neue, was er bei den Mormonen erlebte, der Glaube an die Weissagung vom Tausendjährigen Reich in der Offenbarung, begeisterte ihn, und die Prophezeiung, daß das Reich Christi wieder errichtet werde, wenn sich alle zu ihrer Lehre bekannt haben und sie als alleinige Kirche dastehen würden, erinnerte ihn an einen Spruch, den er in seiner Kindheit gehört, und der ihm Eindruck gemacht hatte, „die Endezeit verändert viel und setzet jeglichem sein Ziel“. Die Gestalten des Gründers der Mormonenkirche, Joseph Smith, den Gott nach der Überlieferung zum Propheten auserwählte, indem er ihm die goldenen Gesetzestafeln des sagenhaften Volkes Nevi „bei einem Hügel im Westen der Vereinigten Staaten“ zeigte, und seiner Nachfolger ließen seine frühere Begeisterung für die Helden der Makkabäer wieder aufleben. Was ihn anfeuerte, war die Möglichkeit, durch sein begeistertes Mitwirken „höher zu steigen“, Diakon, Lehrer und Bischof zu werden oder gar die Stufen des höheren, sog. Melchesedekschen Priestertums zu erreichen, d. h. den Rang eines „Ältesten“ zu bekleiden. Er brachte es auch bald zum Priester (Bischof), betätigte sich in den Versammlungen eifrig durch Diskussion und Predigt, wurde schließlich Ältester und Hohepriester[1] und Ende 1915 vom Schweizerischen Missionspräsidenten in B. zum Präsidenten der kleinen Gemeinde in L. ernannt. Der Krieg hatte seine Wahl begünstigt, weil damals die in der Schweiz anwesenden Amerikaner, darunter auch der bisherige Gemeindepräsident, militärisch einberufen wurden[2].

S. befand sich noch nicht lange bei der Mormonengemeinschaft, als er in Z. seine spätere Frau kennenlernte, die wir Anna nennen wollen. Sie wohnten im gleichen Hause, Anna bei einer Mormonenfamilie, bei der auch S. seinen Mittagstisch hatte. Anna war 4 Jahre älter als er; sie gehörte einer Bauernfamilie an und hatte in Z. eine Anstellung als Kindergärtnerin. Daneben war sie ein eifriges Mitglied der Mormonengemeinde und gab dort Stunden in der Sonntagsschule.

Im Frühjahr 1914 zog die Familie, bei der S. wohnte, nach H., und um bei ihr bleiben zu können, machte er den Umzug mit. Gleichzeitig war auch Anna gezwungen, zu ihren Eltern zurückzukehren, weil sie in Z. keine Arbeit mehr fand. Dieser Trennung, die von da an bis zur Heirat mit wenigen kurzen Unterbrechungen 2 Jahre dauerte, verdanken wir über 100 Briefe, die S. an Anna schrieb, und auf die wir noch näher eingehen werden. Bei Kriegsausbruch mußte S. in den Militärdienst einrücken und monatelang die Grenzbesetzung mitmachen, bis es den beiden gelang, am 13. I. 1916 während eines kurzen Urlaubes zu heiraten. Dieser Verbindung hatten eine Reihe von Schwierigkeiten entgegengestanden, indem S. oft ohne Stelle war und während der Urlaubszeiten, wie so viele, nur vorübergehend Arbeit fand. Auch wollten die wohlhabenden Eltern Annas lange nichts von der Heirat mit dem unbemittelten Tagelöhner wissen. Nach Jahren, als Anna längst gestorben war, hatten wir Gelegenheit, mit ihrer alten Mutter über S. zu reden. Sie bemerkte zuerst, er sei faul gewesen und habe nicht arbeiten wollen, korrigierte sich aber dann, und erklärte, er sei nicht zu faul gewesen zur Arbeit, aber „er wollte nicht untertänig sein, wollte keinen Meister über sich haben, wollte selbständig sein“. Man habe ihn überall gern gehabt und mit der Frau und mit ihr sei er „lieb und gut“ gewesen. Solange er in Z. war, habe er gearbeitet, über die Zeit in L. wisse sie nur, daß die beiden dort in großer Armut lebten. Die Ehe sei glücklich gewesen, wenigstens habe ihre Tochter nie über ihn geklagt. Sie habe allerdings zu allem, was er sagte, „ja und amen“ gesagt.

### 6. *Die Briefe.*

In den Briefen, die S. in den 2 Jahren vor seiner Heirat an Anna schrieb, lassen sich hauptsächlich zwei Strömungen seines Innenlebens erkennen, die sich auch in der Ausdrucksweise unterscheiden, auf der einen Seite die rückhaltlose Liebe zu seinem Mädchen, die ihn zu spontanen, oft originellen Äußerungen befähigt, daneben die ehrfurchtsvolle Bewunderung für die Macht und die Verheißungen seiner Kirche und die Begeisterung für die Mitarbeit an der Verwirklichung ihrer Ziele, Gefühle, die sich meist der hergebrachten Wendungen bedienen, die in religiösen Zirkeln üblich und wohl kaum für die Mormonengemeinschaft etwas Besonderes sind. Daneben finden sich spärlich eingestreut Urteile über andere Menschen und über den Krieg, sowie tatsächliche Angaben über seine materielle Lage. Einen größeren Raum nehmen die Schilderungen seiner seelischen

[1] Die zweite Stufe des „melchesedekschen“ Priestertums (Ältester, Hohepriester, Apostel, Prophet) dessen Träger zugleich im weiteren Sinne „Älteste“ genannt werden.

[2] Die Mormonengemeinden in der Schweiz und in Deutschland werden als Missionsgebiet der amerikanischen Mormonen angesehen, daher auch der Name „Missionspräsident“.

Konflikte, die Auseinandersetzung mit seiner Vergangenheit und die Klagen über „Versuchungen“ ein, denen er ausgesetzt ist. Wir lassen ihn im folgenden meist selber sprechen, um ein möglichst getreues Bild seines damaligen Zustandes zu geben. Auf eine genaue Wiedergabe seiner Orthographie wurde verzichtet, sie steht auf einem sehr primitiven Niveau.

Das Verhältnis zu seiner Braut scheint von Anfang an nur geringen Schwankungen unterworfen, da und dort vorübergehend getrübt durch kleine Mißverständnisse. Immer wieder heißt es, „ich freue mich, bis ich wieder bei Dir sein kann und Dich küssen nach Herzenslust“. Das Heimweh plagt ihn oft, „ich habe schreckliche Langeweile nach Dir, denn Du fehlst mir an allen Ecken und Enden, wo ich geh und steh, sehe ich Dich in Gedanken; dann hab ich so Heimweh nach Dir, daß ich brüllen möchte, aber es hat doch keinen Wert, aber dann muß ich nur beten, dann wirds wieder besser, denn ich habe die Hoffnung, daß Du bald wieder kommst“. Ein andermal schreibt er über die erste Zeit bei den Mormonen, in der er niemand kannte, „ich suchte nur nach Liebe und habe sie nicht gefunden, bis Du gekommen bist; denn ich habe schon in meiner Jugend nach Liebe gesucht, und wer gut war gegen mich, den hatte ich lieb, wer es auch war. Werde auch Dich immer lieb haben, wenn Du gut gegen mich bist. Solang Du lieb gegen mich bist, kannst Du mit mir machen, was Du willst, nur mit Gewalt nicht, denn gegen Gewalt empört sich mein Herz, das haben schon viele erfahren müssen, schon als Kind in der Schulzeit, da könnte ich ein Lied singen davon. So, liebes Herz, nun weißt Du, wie Du einen braven, lieben Emil zu erziehen hast, daß er gehorsam ist. Du hast den Schlüssel dazu, verlier ihn aber nicht, auf daß Du mich nicht auch verlierst“. In einem späteren Brief: „Wenn man zurückdenkt, wo man niemand hatte, der einen aufrichtig lieb hatte, und jetzt wird man geliebt, ein herrliches Gefühl, was sich gar nicht beschreiben läßt.“ Nach einem Besuch bei Bekannten, die ein Kind haben, schreibt er, wie sehr er sich freuen würde, wenn sie selbst bald ein Kind haben könnten, „an dem wir uns so recht kindlich freuen dürfen“. Je näher die Aussicht auf die Heirat rückt, um so größer auch sein Verlangen nach der Frau, „ich fühle es je länger je mehr, daß ich nicht mehr allein sein könnte auf die Länge, ich würde unglücklich; denn ich sehne mich so nach Dir und deiner Liebe, ohne die ich nicht mehr sein kann . . .“

Der Heirat stehen aber die erwähnten Schwierigkeiten entgegen, und die Kontrolle, welche die Mutter über Anna ausübt, und die sie auch auf ihn ausdehnen möchte, reizt ihn, „will die Mutter immer wissen, was ich mit meinem Geld mache? Wenn sie es aber nicht weiß, was dann? Du mußt mir nicht böse sein, wenn ich das schon schreibe. Sie wird später auch nicht wissen, was Du mit dem Gelde machst“. Ihr Mißtrauen kränkt ihn auch, „mir tut es weh, daß Deine Mutter immer mit Dir schimpft wegen mir. Wenn mir vor Jahren jemand das gesagt hätte, was Deine Mutter über mich sagt, so hätte ich extra das Gegenteil getan, da hätte ich auch gedacht, sie wollen mich schulmeistern, da wäre ich nicht lange zu Hause gewesen. Wenn ich Dich nicht lieb hätte, und den Vater im Himmel, ich wäre nicht so geduldig“. Daß die Mutter ihm vor allem seine unsichere Existenz vorwirft, geht aus einer anderen Äußerung des gleichen Briefes hervor, „nun, die Zeit wird noch kommen, da ich beweisen kann, daß ich ein Mann bin, der für seine Familie sorgen kann, und auch entbehren kann für die, die ich liebe“. Auch ein Vorwurf der Schwester, er könne nicht entbehren, scheint ihn empfindlich getroffen zu haben; er verschiebt seinen Urlaub, damit ein anderer, der zu Hause wichtige Geschäfte hat, früher heimgehen kann, und schreibt, „ich wäre gern mit den anderen gekommen, aber ich will Deiner Schwester zeigen, daß ich auch überwinden kann“.

In allen Briefen wird die Liebe zu seiner Braut auch mit religiösen Gedanken zusammengebracht, alles hat er Gott zu verdanken, auch seine Liebe. „Wie viele Segnungen habe ich schon bekommen, seit ich den Bund mit Gott gemacht habe, erstens die Gabe des Heiligen Geistes, durch den ich alles viel besser verstehen kann, durch den erst die Erkenntnis wächst, zweitens hat er mir noch ein Geschenk gegeben, das für mich zugleich ein Ansporn ist, ein Ziel, zu dem ich nicht komme, ohne das andere, das merke ich jetzt am meisten, je größer meine Liebe zu Gott wird, um so größer wird auch die Liebe zu Dir. Würde ich die Liebe zu meinem Vater im Himmel verlieren, ich würde auch Dich verlieren, ich weiß es. Aber so weit kommt es nicht, es hat lange gedauert, bis ich zu der Erkenntnis gekommen, und Gott wird mir das nicht mehr nehmen, denn ich fürchte mich zu sehr, in das alte Leben zurückzufallen . . ." Ein anderes Mal schreibt er, „alles würde ich dahingeben, wenn ich nur bei Dir sein könnte, oder daß wir zusammenkommen können, natürlich das Evangelium nicht". Energisch verteidigt er aber das sinnliche Moment in der Liebe gegenüber asketischen Anschauungen, er hat mit einem Soldaten über das Evangelium gesprochen, konnte sich aber nicht ganz verständigen und teilt auch seine Ansichten über die Liebe nicht, „seine Meinung, wenn man mit einem Mädchen geht, so soll man sich gegenseitig ehren und achten, aber von der Liebe sprechen, das soll man nicht, oder es gar zeigen, daß man sich lieb habe; er meint auch, wenn das ein Mädchen tut, so sei sie kein rechtes Mädchen. Mein liebes Anny, ich bin dem Vater im Himmel dankbar für die Liebe, die er mir gegeben hat, und daß wir unsere Liebe fühlen dürfen. Jedes Kind verlangt nach Liebe, sogar das Tier, und hat es gern, wenn man ihm zeigt, daß man es lieb hat. Der Vater im Himmel hat uns doch die Liebe gegeben, daß wir sie ausüben." Für die Ehe nimmt er sich vor, im Evangelium nicht nachzulassen, sondern zusammen vorwärts zu streben, „dann können wir erst glücklich sein". Er fügt aber gleich hinzu, „natürlich wollen wir uns auch lieb haben, so wie es die wahre Liebe verlangt, denn einen Eisklotz möchte ich auch nicht haben, auch ich habe es gern, wenn man mir zeigt, daß man einen gern hat". Dagegen beschäftigt ihn die Idee der „Reinheit" während der ersten Zeit ihrer Bekanntschaft. In religiös getragener Stimmung denkt er in einem der ersten Briefe an das Zimmer zurück, in dem sie damals zusammenkamen, und in dem er ihr den ersten Kuß gab. „Es war doch eine schöne Zeit, die wir zusammen dort verlebten. Auf diese Zeit dürfen wir immer mit Freude zurückblicken, denn es war die reinste Liebe, und wir haben uns nicht zu schämen, denn nichts Unreines ist getan worden, dessen wir uns zu schämen brauchen, diese Zeit ist schöner gewesen, denn alles Irdische und wird unvergeßlich bleiben, weil sie so rein gewesen ist." Ein halbes Jahr später schreibt er nach einem gemeinsam verbrachten Urlaub, er sei gestärkt durch die reine Liebe, die sie zusammen erlebt hätten, und er könne „unserem Vater im Himmel nicht genug danken . . ." „Ich will ihm auch für jene Nacht danken, wo Du um mich geweint hast, denn das bleibt mir eine ewige Erinnerung Deiner Liebe und Reinheit, und der Vater im Himmel möge mich mit Deinen Tränen reinwaschen und mir die Kraft geben, allen Versuchungen zu entsagen, daß mir immer jene tränenreiche Nacht vor Augen ist . . ."

An „Versuchungen" anderer Art fehlt es auch im Militärdienst nicht, und mehrfach ist in den Briefen davon die Rede. Auch hier ist ihm die Liebste manchmal „ein rettender Engel", „wenn ich etwas tue, was nicht recht ist, so stehst Du sofort vor mir und warnst mich davor". In einem anderen Brief schreibt er, „es ist leicht, ein guter Mensch zu sein, wenn man unter Guten ist, aber wenn man unter Schlechten ist und die Versammlungen missen muß, da ist es schwer durchzukämpfen". Der erfolgreich bestandene Kampf erfüllt ihn aber mit Freude, denn nach einer Wache schreibt er mitten in der Nacht „. . . . und das sind bis jetzt meine schönsten Stunden gewesen, die ich auf der Wache erlebt habe, ich hatte einen schweren inneren Kampf, aber nachdem ich beten konnte, war mir so wohl ums Herz, wie schon lange nicht mehr".

Der Gehorsam fällt ihm nicht leicht. Schon vor dem Militärdienst schreibt er, „wenn man sich von jedem Italiener befehlen lassen muß, ist doch ein bißchen schwer. Hätte ich früher die Arbeit machen müssen, wie heute, ich hätte zum Meister gesagt, da, mach es selber, und wäre fort; aber jetzt muß man sich demütigen, denn die Zeiten sind schlecht. Einen Monat später schreibt er aber kurz vor dem Einrücken in den Dienst, er tue dieses Jahr lieber Dienst als im letzten Jahr, „weil ich schon mehr gelernt habe zu gehorchen, und weil ich ein Liebchen zu Hause habe".

Der Gedanke, das Vaterland zu verteidigen, hat ihn anfänglich begeistert, „ich bin gerne bereit, mein Äußerstes zu tun, was von mir verlangt wird fürs Vaterland, denn es ist eine heilige Pflicht, das zu erhalten, was uns unsere Väter erworben haben, durch ihr Blut". Aber schon nach 1 Monat schreibt er, „es kommt mich manchmal schwer an, das zu tun, was von mir verlangt wird. Hätte ich es vor $1^1/_2$ Jahren tun müssen, ich glaube nicht, daß ich es getan hätte". Es gelingt ihm auch nicht immer, sich zu beherrschen, denn Ende Dezember 1914 wird ihm einmal der Ausgang verboten, weil er „wieder ein Wort zu viel gesagt" hat. Schon vorher schrieb er einmal, „es leidet doch alles Not, Körper und Geist, ja, wenn man auch wüßte, für was man Soldat ist, wie wenn man z. B. für den Glauben kämpft wie die Neviten[1], die wußten, für was sie kämpften". Immer wieder versucht er, sich an seinem Glauben aufzurichten, „wenn ich nicht den Glauben hätte, ich glaube, ich würde aus dem Dienste laufen, und möchte es geben, was da möchte, nun weiß ich, daß das Erkämpfte der schönste Sieg ist, darum halte ich aus".

In keinem Brief fehlt es an religiösen Betrachtungen, die manchmal einen breiten Raum einnehmen. Schon vor dem Militärdienst suchte er sich bei Schwierigkeiten, z. B. wenn er keine Arbeit fand, zu trösten, „murren kann und darf man nicht, denn der Vater im Himmel weiß, zu was es gut ist; es wird noch alles gut werden, denn das sind nur die Prüfungen, ob man auch stark bleibt in der Not, es ist besser jetzt als später".

Mit Begeisterung schreibt er aus dem Militärdienst über seine Kirche, wenn er sie mit den anderen religiösen Bestrebungen von Soldaten seiner Kompagnie vergleicht, und nicht ohne Stolz berichtet er, daß er im ganzen Bataillon der einzige sei, der „der Kirche Jesu Christi der Heiligen der letzten Tage" angehöre. Und so erwartet er auch von seiner Braut, daß sie sich als „ein echtes Mormonenmädchen" erweise. Mit Bewunderung schreibt er von seinem Propheten Joseph Smith und seinen Nachfolgern, „denn sie sind Männer mit klarem Verstand, mit hellen Augen und ohne Falsch, lieb und gut gegen jedermann, und durch diese Männer wird Israel zum letzten Mal gesammelt, und wenn die Fülle der Zeit da ist, werden wir nach Zion gelangen, auf wunderbare Weise, ja Anny, mein Zeugnis ist größer denn ihre", womit er die Vertreter der anderen religiösen Gemeinden meint. „Ja, es ist mir alle Tage ein neuer Beweis, daß das, was wir haben, die reine Wahrheit ist. Bin aber auch froh, daß ich in dieser Zeit auf Erden sein kann, um alles zu erleben was durch die Propheten prophezeit ist." Aus einem Briefe geht deutlich hervor, daß S. neben einer ganz sachlichen Beurteilung des Krieges die Hoffnung gehabt hat, die Verheißungen seiner Kirche würden bald in Erfüllung gehen. Er schreibt seiner Braut: „Du glaubst, der Krieg dauere noch lange ?, ich glaube es auch, aber die Schweiz kann nicht so lange unter Waffen stehen, denn jeder Tag kostet $1^1/_2$ Millionen Franken nur für Militärzwecke. Bald

[1] Das schon erwähnte sagenhafte Volk, von dem sich die Mormonen ableiten.

kommt die erlösende Stunde. Die Wege Gottes sind wunderbar, und Er führet es herrlich hinaus. Ja, das Evangelium Jesu Christi ist wunderbar, die es verstehen und seine Gebote halten; jetzt werden viele durch ein Sieb gelassen, um zu sehen, wer standhaft und treu bleibt." Dabei fehlen ihm die religiösen Versammlungen, und er ist froh, wenn er einmal jemand findet, mit dem er über diese Dinge sprechen kann. Als er wegen einer Erkältung ins Krankenzimmer muß, schreibt er, „da hatte ich doch schön Zeit, im Buch Mormon zu lesen, und darüber zu sprechen. Diese Zeit hat mir der Vater im Himmel gegeben, um wieder mehr seine Gnade und Güte zu verspüren und mich geduldig in alles zu schicken, was auch kommen mag. Das ist mir immer die schönste Zeit, wenn ich mich mit dem Evangelium unterhalten kann, besonders zu der jetzigen Zeit". Manchmal sieht er in den begreiflichsten Zusammenhängen das Werk der göttlichen Vorsehung. Auf einem Marsche haben sich die anderen Soldaten betrunken, während er entsprechend der Mormonensitte nüchtern und deshalb auf dem ganzen Marsche frisch geblieben ist und nachher noch auf die Wache konnte. „Hier konnte ich sehen, die Gott lieb haben und seine Gebote halten, denen hilft er und verläßt sie nicht."

Nach seiner Einsegnung zum Ältesten durch den Missionspräsidenten schreibt er, „er hat mir große Verheißungen versprochen, so ich treu bleiben werde und meine Pflicht erfülle. Er sagte mir, daß ich eine große Mission zu erfüllen habe, und daß mir Gott große Dinge offenbaren werde, von denen ich keine Ahnung habe, und er werde mir von Zeit zu Zeit kundtun, was ich tun soll, in allen Dingen. Ich bin in meinem ganzen Leben noch nie so glücklich gewesen, wie an dem Tage, ich wollte nur, Du wärest auch hier gewesen, Du hättest auch vor Freude weinen müssen, ich glaube, alle haben feuchte Augen gehabt." Nach einem Besuch in L., wo er von nun an als Gemeindepräsident wirken soll, schreibt er, er habe dort eine kranke Frau besucht und nach der Mormonensitte gesalbt und gesegnet, „nach einer Viertelstunde hat die Frau ganz anders ausgesehen, es besserte sich zusehends. Du kannst Dir denken, daß das mich freute, als ich sah, daß der Vater im Himmel mein Gebet erhört. Das soll mir ein Ansporn sein, daß ich mich mehr befleißigen will, dem Vater zu dienen von ganzem Herzen und ihm dankbar zu sein, für dieses Amt, das er mir gegeben hat". Im gleichen Brief berichtet er auch über einen Besuch in Z., wo ihn die Freude der Gemeindemitglieder überrascht hat, „als wir dort ankamen, hatte die Versammlung schon begonnen, aber Du hättest die Gesichter und das Tuscheln hören sollen, als sie sahen, daß ich kam. Es war für mich eine große Freude, als ich sah, daß viele unter ihnen waren, die mich lieb hatten, oder deren Sympathie ich habe. Es hätte auch Dich gefreut, wenn Du es hättest sehen können".

Aus einem Briefe geht hervor, daß S. seinen Glauben gegenüber anderen Soldaten leidenschaftlich verteidigen konnte. Er schreibt im Januar 1915, „letzte Woche habe ich wieder vor einigen Kameraden mein Zeugnis ablegen können, was mich wieder sehr gestärkt hat. Auch habe ich die Nacht vorher einen Traum gehabt. Ich sah eine große Schlange, die wollte ich töten, habe ihr mit einem Stück Holz auf den Kopf geschlagen, aber töten konnte ich sie nicht. Nachher ist eine alte Frau daraus geworden, die sehr häßlich war. Wer die Schlange ist, weiß ich auch, es ist ein Soldat oder ein Kamerad, dem habe ich auch Schlag auf Schlag auf den Kopf gegeben. Er stellte mir Fragen, und jede Frage habe ich mit einem Schlag beantwortet". Später erzählte uns S., er habe den Soldaten damals oft gepredigt, während 30—40 um ihn herumstanden. Mit besonderer Freude spricht er auch die Hoffnung aus, seinen früheren Lehrmeister bekehren zu können, den er vom Militärdienst aus besucht hat. „Ich sagte ihm dann, daß ich ein Mitglied der Kirche Jesu Christi sei. Er hat noch nie etwas von denen gehört, ich konnte 3 Stunden lang mit ihm darüber sprechen ..." Aus einem Brief geht schließlich hervor, daß S. solche Auseinandersetzungen, „Kämpfe" für seine Religion, wie er sie nennt, auch brauchte, denn kurz vor seiner Heirat, als er schon sehr lange Dienst getan hatte, schreibt er, „wäre so froh, wenn ich wieder was Rechtes hören könnte, oder unter meinesgleichen sein könnte, ich weiß gar nicht, was mit mir ist, ich bin nicht gleich gestimmt wie letztes Jahr, da habe ich viele glückliche Stunden gehabt mit mir, was dieses Jahr nicht der Fall ist. Kann auch nicht mehr so beten wie früher, meine Gedanken sind immer wo anders als beim Gebet, habe auch keine Kämpfe zu bestehen mit anderen wie letztes Jahr, es geht alles so glatt, wenn es nur nicht zu glatt wird, daß ich darauf falle und einen schweren Fall tue ..."

### 7. *Mormonenzeit* (*Fortsetzung*).

Soweit die brieflichen Berichte. Wir erwähnten schon, daß S. Ende 1915 zum Präsidenten der Gemeinde L. ernannt worden war, und daß es ihm dort im Januar 1916 während eines kurzen Urlaubes gelang, zu heiraten. Schon lange vorher hatte er sich bemüht, die nötigen Möbelstücke zu erwerben, um, wenn auch mit den allereinfachsten Mitteln, einen Haushalt zusammenzustellen. Wir erwähnten auch schon die Angabe von Annas Mutter, daß die beiden damals in großer Armut gelebt hätten. Trotzdem war das Zusammenleben mit seiner Frau in seiner Erinnerung eine glückliche Zeit. „Das geistige Zusammenleben" sei harmonisch gewesen. Körperlich sei die Frau bis zur Heirat zart gewesen, daneben nervös, in den 2 Jahren ihrer kurzen Ehe sei sie blühend und stark geworden. Am 12. X. 1916 gebar sie das erste Mädchen, an der Geburt eines zweiten Kindes starb sie am 24. VII. 1918, nachdem die Familie inzwischen im Mai 1917 nach Z. übergesiedelt war. Über das intime Zusammenleben mit seiner Frau erzählt er uns folgendes. Die Frau sei in ihren Ansichten „sehr seriös" gewesen, sie hätte den sexuellen Verkehr vor der Heirat nie zugegeben. Auch nachher habe sie eine Abneigung dagegen gehabt, obgleich sie sehr liebebedürftig gewesen sei.

Wir wissen aus den Briefen, wieviel sich S. von seiner neuen Stellung in L. versprochen hatte, vor allem wie die Verleihung des höheren Priestertums ihn beglückt hatte. Er sollte sich aber nicht lange seiner neuen Würde freuen. Wegen seiner häufigen Militärdienste wurde in L. ein anderer zum Präsidenten ernannt, wodurch S. sich zurückgesetzt fühlte. Schon auf der Rückreise von B., wo er im Militärdienst gestanden hatte, habe er im Zug amerikanische Brüder getroffen, die ihn sehr kühl begrüßten und dadurch verletzten. Zu Hause fand er dann den Brief, daß er nicht mehr Präsident sei. Dazu kamen noch andere Momente, die ihn schließlich bewogen, im Mai 1917 wieder nach Z. überzusiedeln. Er erzählt, daß er anderen gegenüber, die nur an die Vergrößerung der Gemeinde dachten, den Standpunkt vertreten habe, man solle das religiöse Leben lieber vertiefen. Diese Unterschiede in der Auffassung führten dann manchmal zu Differenzen. Auch habe er sich in L. unter den Katholiken nicht besonders wohl gefühlt. Berücksichtigt man diese „Differenzen", so wird man sich sagen müssen, daß die häufigen Militärdienste nur die Veranlassung boten, S. abzusetzen. In Wirklichkeit hatte man ihn ja nur aus Verlegenheit zum Gemeindepräsidenten ernannt und war wohl froh, den unbequemen Oppositionsgeist wieder loszuwerden.

Nach Z. zurückgekehrt, fand S. Arbeit bei einem Gärtner und wurde in der Mormonengemeinde zweiter Ratgeber des Präsidenten und Sonntagsschullehrer der Theologenklasse[1]. Nach der Haupttriebfeder seiner Tätigkeit bei der Ge-

[1] Die Sonntagsschule besteht bei den Mormonen aus verschiedenen Klassen für Kinder und Erwachsene (Kindergarten, Primarklassen, Theologenklasse, Elternklasse).

meinde gefragt, gab S. an, es sei der Ehrgeiz gewesen, die Aussicht, auch einmal in die Welt geschickt zu werden, wie die anderen angesehenen Missionare. „Materiellen“ Ehrgeiz habe er nie gehabt, auch „nicht das Talent nach außen etwas zu werden für die Welt“, er habe sich deshalb „geistig emporschwingen“ wollen. Auch war eine Tempelgründung für die Schweiz in Aussicht genommen, und er hoffte dabei Tempeldiener zu werden, was nach dem Propheten das Höchste sei. Nur Älteste haben Zutritt zum Tempel, der sehr geheimnisvoll behandelt werde. Er ließ sich auch nicht in der Landeskirche trauen, sondern empfing nur die Segnungen der Mormonen, weil er hoffte, nach dem Tempelbau die „Versiegelung“, d. h. „die Trauung, die für ewig gelte“, im Tempel zu empfangen, in dem nur Älteste getraut werden. In der Sonntagsschule sei es ihm darauf angekommen, „das Glaubensgefühl anzufeuern“, während sein Nebenlehrer, der jeden zweiten Sonntag predigte, sich auch mit den Ereignissen außerhalb der Gemeinde befaßte. Er selbst habe immer „für ganz strenge Einhaltung der Gebote gepredigt“ so wie er sie auch selber hielt, indem er nicht rauchte, nicht trank und den Zehnten[1] regelmäßig entrichtete. Er habe den Glauben in unmittelbaren Zusammenhang mit den Geboten gebracht.

### *8. Trennung von den Mormonen.*

Neben der Lektüre der Mormonenschriften wurden in der Gemeinde für alle auch gewöhnliche Bibelstunden abgehalten, aber auch außerhalb derselben, so erzählt S., habe er sich immer mehr in die Bibel vertieft und sie mit den Mormonenschriften verglichen. So kam es bei Diskussionen im Anschluß an die Bibelstunden häufig zu Uneinigkeiten zwischen ihm und den anderen, indem er das Hauptgewicht auf die Befreiung von den Gesetzen legte, von der im Neuen Testament die Rede sei, während die Mormonen keinen Unterschied zwischen Neuem und Altem Testament machten, sondern beide „ineinanderziehen“. Im Neuen Testament fand er z. B. nichts mehr über den Zehnten, während die Mormonen, wie er erfahren habe, fanatisch am Gesetz Mose festhielten und „kein Empfinden für die Gnade“ haben, d. h. für die Erlösung „ohne Zutun der Werke“. Das neue Testament sei ihnen nur Sinnbild, sie legten nur Gewicht auf die Weissagung vom Tausendjährigen Reich in der Offenbarung Johannis. Sie glaubten, daß das Tausendjährige Reich erst aufgerichtet werden könne, wenn sich alles zu ihrer Lehre bekannt habe und sie als alleinige Kirche dastehen würden. So kam es, daß er nach seiner Rückkehr aus L. immer mehr von den aufgefundenen Widersprüchen zwischen Bibel und Mormonenschriften sprach, in den Bibelstunden, im Gottesdienst und in den Predigten, in denen er für die Gnade und Versöhnung statt der Gesetze eintrat. Dadurch habe er sich allmählich unbeliebt gemacht. Schließlich wurde an den Präsidenten der deutsch-schweizerischen Mission geschrieben, denselben, der ihn seinerzeit zum Gemeindepräsidenten in L. ernannt hatte, S. sei von der Lehre abgefallen, der Präsident solle kommen. Schon einige Tage, bevor dieser eintraf, hatte aber S. von sich aus beantragt, man solle ihn „aus den Büchern[2] ausschließen“, er wolle nicht mehr Mitglied sein. Gleichzeitig sei dann auch sein Bruder, der seit 1915 bei den Mormonen war und sich in dieser Zeit abstinent gehalten hatte, ausgetreten. Beim Eintreffen des Präsidenten sei es dann zu einer erregten Diskussion gekommen. Sein Bruder, der nur widerwillig mitgekommen war, habe sich dabei durch die Ausfälle der anderen fast zu Tätlichkeiten hinreißen lassen, er selbst habe „nur die Zunge spiralen lassen“. Nachdem sie dann ihren formellen Austritt erklärt hatten, sei ihnen die Streichung

[1] 10% des Einkommens müssen monatlich abgegeben werden.

[2] Über sämtliche Mormonen werden Listen geführt, d. h. ihre Namen werden in Bücher eingetragen.

aus den Büchern später schriftlich bestätigt worden. Das war im Frühjahr 1919. Schon $^1/_2$ Jahr vorher sei er nach dem Tode seiner Frau, als der mormonische Frauenverein zur Pflege seiner Kinder verpflichtet gewesen wäre, aber nichts unternahm, durch die Lieblosigkeit seiner „Brüder“ in seiner Absicht auszutreten bestärkt worden. Den ersten Anstoß zur inneren Lösung von den Mormonen habe aber die Wegnahme der Präsidentenschaft in L. gegeben. Er habe zwar damals nichts unternommen, bis er nach Z. kam, „sah aber alles mit kritischen Augen an“.

### *9. Zweite Heirat.*

Im Frühjahr 1919 sah S. sich „wieder nach einer Mutter für seine Kinder um“. Er kannte einen Kurpfuscher, der früher auch bei den Mormonen gewesen, aber ausgetreten war, „weil man ihm die pünktliche Bezahlung des Zehnten aus seinen reichen Einkünften mit Undank gelohnt hatte“. Bei einem Besuch lernte er dort ein junges Mädchen kennen, wiederum eine Mormonin, das er im Herbst 1919 heiratete. Sie zogen dann zusammen nach G., von wo S. als Wagner in die Fabrik eines benachbarten Ortes ging, nachdem er sich in den 10 vorhergehenden Jahren nur als Gärtner betätigt hatte. Das Zusammenleben mit der zweiten Frau dauerte aber nicht lange. Als S. mehr als 4 Jahre später kurz vor seiner Entlassung aus der Anstalt uns seine Lebensgeschichte erzählte und auf diese Verhältnisse zu sprechen kam, brachte er die kommenden Ereignisse mit seinem seelischen Zustande während jener Zeit in Zusammenhang. Er habe damals immer weiter studiert, wo er etwas Wahres finden könne. Er wurde niedergeschlagen und hielt es an seiner Stelle nicht mehr aus, es zog ihn „mit aller Macht wieder nach Z.“, wo er von Januar bis März 1920 eine Stelle als Reisender annahm, die ihm erlaubte, die Sonntage in G. zu verbringen. Doch war auch das Verhältnis zu seiner Frau nicht befriedigend; sie sei zwar eine tüchtige Hausfrau gewesen, doch hätten sie „geistig nicht harmoniert“, auch habe sie ihm durch ihre Vorwürfe weh tun können, wenn er z. B. abends von der Arbeit kam und noch nach Holz roch. Auch dieses gespannte Verhältnis habe ihn bewogen, nach Z. zu ziehen und die Familie in G. zurückzulassen.

Bevor wir auf die innere Wandlung, die sich damals in S. vollzog, näher eingehen, seien die Angaben erwähnt, welche die Frau uns später ohne Voreingenommenheit und mit großer Gewissenhaftigkeit machte. Sie habe sich hauptsächlich der Kinder wegen zur Heirat entschlossen, denn an S. stieß und stoße sie noch heute manches ab, es seien Kleinigkeiten, die sie im Augenblick nicht aufzählen könnte. Vor allem sei er kein Mann gewesen, benahm sich mit den Kindern entweder übertrieben albern oder schlug sie so, daß sie noch tagelang blaue Flecken hatten, er sei eben kolossal launisch gewesen. Er rauchte damals viel, und wenn sie ihn bat, aufzuhören, so rauchte er erst recht. In sexueller Beziehung sei er dagegen sehr schonungsvoll gewesen, habe sie nie, „auch nicht mit einem Wort“ abgestoßen und nie eine Neigung zu Perversitäten gezeigt. — Er habe damals wenig gearbeitet und hatte nirgends Ausdauer. In die oben erwähnte Fabrik sei er kurz vor der Heirat, die am 25. IX. 1919 stattfand, eingetreten, verließ die Stelle aber schon vor Weihnachten wieder, mit der Begründung, die anderen Arbeiter hätten ihn schikaniert. Als wir S. später fragten, ob er damals von den anderen Arbeitern schikaniert worden sei, erklärte er, er habe nicht alles mitgemacht, was die anderen machten, da werde man verachtet oder zurückgesetzt oder man tue einem gern etwas zuleide; sie hätten aber nicht alle eine Wut gegen ihn gehabt. Über Weihnachten verfertigte er Kinderspielsachen, um sie zu verkaufen, nahm dann eine Halbtagstelle an, die er aber schon nach dem ersten Halbtag verließ, um als Reisender in ein Geschäft nach Z. zu gehen, in dem er schon einmal gearbeitet hatte. Vom Januar 1920 an sei er ganz fortgeblieben. „Er hätte vielleicht gearbeitet, wenn er sein eigener Herr und Meister gewesen wäre“, fügte die Frau hinzu.

*10. Antonianerzeit.*

Wir folgen nun wieder seiner eigenen Erzählung. Nach Z. zurückgekehrt, traf S. Ende Januar 1920 mit einem früheren Bekannten G. zusammen, der seinerzeit 1 Jahr später als S. zu den Mormonen gekommen und ihm schon früh aufgefallen war, weil er in den Diskussionen immer widersprach und sich ebensowenig wie S. „an den Antworten der Höheren“ (Präsident, Ratgeber) genügen ließ. Als S. dann im Mai 1917 nach seiner kurzen Präsidentschaft in L. nach Z. zurückgekehrt war, erneuerte er die Bekanntschaft mit G., der ihn diesmal auf die Widersprüche aufmerksam machte zwischen Neuem Testament und Mormonenlehre, z. B. auf die Stelle in der Apostelgeschichte 17, 24, wo von Gott gesagt wird, er wohne „nicht in Tempeln mit Händen gemacht“, oder im 2. Thessalonicherbrief 2,4, wo vom Widersacher die Rede ist, der „sich setzt in den Tempel Gottes als ein Gott und gibt sich aus, er sei Gott“. Er war es auch, der ihm den Unterschied gezeigt hatte zwischen Gesetzesauffassung im Alten Testament, und der Gnade im Neuen Testament, doch erfuhr S. erst jetzt, daß G. schon damals in den Schriften Anton Unternährers gelesen hatte. Diese waren unterdessen in einem einzigen Bande erschienen[1], den S. sich sofort bestellte. Um nicht so lange warten zu müssen, lieh er sich unterdessen das Buch von einem anderen Antonianer. Zu wem G. eigentlich gehöre, lasse sich nicht sagen, da er „nach jedem Wind seine Fahnen kehrte und es mit niemand verderben wollte“. Als S. am Abend im Buche Unternährers las, besuchte ihn sein Bruder und fragte, „was er da wieder für einen Schwindel habe“. Er ließ sich auch nicht gleich von S. überzeugen, doch lasen sie am anderen Abend zusammen mit dem Antonianer, verglichen mit der Bibel und fanden die Angaben Unternährers bestätigt.

S. hat sich im ganzen nur während 7 Monaten mit der Lektüre der Schriften Unternährers befaßt, vom Februar 1920 bis zu seiner Internierung am 2. IX. des gleichen Jahres. Als wir ihn später fragten, wie das Gelesene auf ihn gewirkt habe, erzählte er, alles sei gleichzeitig gekommen. Sobald er die Antonianerbibel mit der gewöhnlichen Bibel verglichen habe, sagte er sich, wenn Christus das Ende der Gesetze bedeute, nach dem Römerbrief 10,4, „Christus ist des Gesetzes Ende, wer an den glaubt, der ist gerecht“, und nach 1. Brief des Timotheus 1,9, dem Gerechten sei kein Gesetz gegeben, sondern den Ungerechten und Ungehorsamen, so stehe er nicht mehr unter dem Gesetze und „erhebe sich darüber“. Er lasse sich nicht mehr durch Menschenhand und durch Menschengebot befehlen. Das sei zunächst „die innere Erkennung“ gewesen, die sich aber immer mehr „ausschaffte“ (nach außen durchsetzte). Er begann damit, daß er keine Steuern mehr bezahlte und seine zivilen und militärischen Ausweisschriften fortwarf. Im März 1920 gab er seine Stelle als Reisender auf und ging zu einem Antonianer, einem Großbauer, aufs Land, bei dem er bis Ende Juni 1920 arbeitete. Vorher reiste er noch mit seinem Bruder nach Toffen bei Bern, um dort den Herausgeber der Antonianerbibel kennenzulernen. Unterwegs besuchten sie alle Antonianer, von denen sie wußten, gaben sich aber nie von Anfang an als Antonianer aus, um die Gastfreundlichkeit der anderen zu prüfen. Es gebe ca. 50 Familien, die näher miteinander verkehren, vor allem im Kanton Bern, während andere sich nur zu den Antonianern rechnen, ohne zum engeren Kreis zu gehören. Äußerlich unterscheiden sie sich nicht, die strengeren gehen aber in keine Kirche, besuchen sich gegenseitig und helfen einander aus, während die anderen „lieber keinen

[1] Das vollkommene Testament der Heiligen Schrift. 1084 Seiten, bei Anton Grießen in Toffen (Kanton Bern) 1917. Mit „Aufklärung“ des Herausgebers.

Besuch haben und auch nicht gern mit ärmeren Brüdern teilen". Seine Bekanntschaft mit G. habe nicht lange gedauert, weil seine Flatterhaftigkeit in religiösen Dingen ihm mißfiel. Ende Juli 1920 hörte er gänzlich zu arbeiten auf, um es den Lilien auf dem Felde und den Vögeln unter dem Himmel gleichzutun. Diese Erkenntnis sei „allmählich zur Reife gekommen".

Die weiteren Ereignisse schildert S. folgendermaßen: Am 3. VII. 1920 sei er aus dem Dorfe fort, in dem der Bauer wohnte. Es war gerade Montag und schlechtes Wetter, bei dem nichts anzufangen war. Er ging deshalb für einige Tage zu seinem Bruder nach Z. Am Mittwoch überlegte er sich, wohin er nun gehe, streckte ohne etwas zu denken, beide Arme seitwärts aus und drehte sich; mit einem Male sagte er sich, dorthin muß ich, und deutete in der Richtung nach einem Höhenzug bei Z. Er erinnerte sich, daß dort H. liege, in dem auch Antonianer, die Geschwister B. wohnten. Von diesen hatte er schon gehört, daß sie „mehr wagen, mehr nach dem Wort leben, sich von den Gesetzen und der Knechtschaft der Arbeit freigemacht" hätten. Mit innerer Bewegung schilderte er, wie er dorthin kam und das Haus von außen kritisch musterte. Sein Bruder war kurz vorher dort gewesen, aber nicht eingelassen worden. Unterdessen hatte aber eine andere Antonianerfamilie, welche die Geschwister mit Lebensmitteln versorgte, seinen Bruder empfohlen, so daß auch er eingelassen wurde. Er gewann auch bald ihr Vertrauen durch Besprechung der Antonianerbibel, und weil er ihnen 50 Franken überließ. Er wohnte dort einige Tage, ging dann noch einmal nach Z., um seine Habe zu holen und brachte am 9. VII. 1920 auch seinen Bruder mit. Von da an wohnten die beiden 50 Tage bei den Geschwistern, bis die Polizei am 27. VIII. ins Haus kam und sie im Auftrag der Heimatgemeinde verhaftete. Die Wohngemeinde war dort vorstellig geworden, weil S. seine Familie im Stich gelassen hatte. Es dauerte aber einige Zeit, bis die Brüder ausfindig gemacht werden konnten, da sie von den Geschwistern B. sorgsam versteckt gehalten wurden. Man brachte sie nun in die Heimatgemeinde, wo sie zuerst im Spritzenhaus (Feuerwehrhaus) untergebracht, dann aber der Obhut des Pfarrers übergeben wurden, den S. von früher her kannte. Er hatte ihn schon einmal aufgesucht, als er noch in Z. als Reisender arbeitete. Er hatte sich damals für ein kleines Erbe interessiert, das seinen Kindern aus erster Ehe zukam, das er aber „für sein Geschäft" zu verwenden wünschte. Er hatte dem Pfarrer erklärt, daß er einen neuen Glauben und seither seiner Familie gegenüber keine Verpflichtungen mehr habe nach Mathäus 10, 35—37, „wer Vater oder Mutter mehr liebt denn mich", usw. Schon damals hatte er auch davon gesprochen, daß der Mensch nicht zu arbeiten brauche, denn die Arbeit sei nach 1. Mose 3, 19 eine Strafe Gottes dafür, daß sich die beiden ersten Menschen ihrer Nacktheit geschämt hätten. Der Gerechte werde seines Glaubens leben, und wenn er das tue, so gebe Gott ihm schon alles andere. Seither hatte er aus dieser Lehre die Konsequenz gezogen, die Brüder ließen sich zu keiner Arbeit bewegen, und an den ersten beiden Tagen verweigerten sie sogar die Nahrung mit der Begründung, daß dies nach dem Worte Gottes nicht nötig sei. Sie gaben dann aber nach und aßen, was sie erhielten. Auch behielten sie ihre Kleider an, trotzdem sie den verhaftenden Polizisten erklärt hatten, sie würden nächstens nur noch nackt herumlaufen. Dem Pfarrer setzten sie auseinander, Christus sei in ihnen, sie seien nun Könige und nicht mehr Knechte, darum müßten die anderen für sie arbeiten. Sie würden auch keinen Staat und keine Gesetze mehr anerkennen, das sei nur Menschenwerk, sie aber gehörten nicht mehr dieser Welt an und hätten nichts mehr mit ihr zu tun. Darum hätten sie sich auch nicht um ihre Schriften gekümmert und sich nirgends gemeldet. Allen Vorstellungen des Pfarrers gegenüber, S. solle sich doch um seine Familie kümmern, hielt er nur entgegen, Gott werde schon für sie sorgen. Der herbeigezogene Arzt ordnete nun die Überführung in die Irrenheilanstalt an. Bis die Aufnahme zugesagt war, vergingen noch einige Tage, welche die Brüder meist im Pfarrgarten zubrachten. „Sie ließen nun alles willig geschehen“, berichtet der Pfarrer, „und zeigten sich für jedes Entgegenkommen dankbar. Sie ließen bei mir auch nicht den Verdacht zu Fluchtversuchen aufkommen. Sie pflegten sich sauber zu waschen. Meistens saßen sie auf einer Gartenbank und lasen in ihren Büchern, disputierten gelegentlich miteinander oder liebten es auch, jeder für sich im Garten herumzugehen und laut vor sich hin zu reden. Ihr ganzes Interesse war bei sozusagen steter geistiger Betätigung auf die Weisheit gerichtet, die sie aus ihrem Buche schöpften.“

### *11. Internierungszeit.*

#### a) Krankengeschichte.

Schon dem Pfarrer der Heimatgemeinde war aufgefallen, daß S. der geistige Führer seines Bruders war. In der Anstalt zeigte sich das noch deutlicher. Der Bruder schien bei allen Fragen zu warten, bis S. sich geäußert hatte, um sich dann ganz nach ihm zu richten. Doch wollte S. das nicht gelten lassen und versicherte, sein Bruder sei wie er vom Heiligen Geiste ergriffen. Während der weiteren Beobachtung zeigte sich aber in der Armut der Äußerungen, die man aus dem Bruder herausbrachte und in seinem schwerfällig-unbeholfenen Benehmen immer deutlicher sein Schwachsinn und seine Abhängigkeit von S. Die beiden Brüder wurden deshalb schon von Anfang an getrennt und nur eine Zeitlang versuchsweise zusammengetan, nachdem es ihnen doch gelungen war, sich von einer Abteilung zur anderen durch Zeichen zu verständigen. Ganz anders als sein Bruder zeigte sich S. Man versuchte zuerst, ihn auf einer halboffenen Abteilung für Ruhige zu halten, wo er meist von einem großen Kreis von Patienten umgeben war und bei der Auseinandersetzung seiner Ideen großen Beifall fand. Er ließ sich auch gern in Diskussionen mit anderen Patienten ein, in denen er meist mit Bibelsprüchen argumentierte, während er sich gegen Ärzte immer unhöflicher und abweisender zeigte. Er weigerte sich hartnäckig, irgendeine Arbeit zu verrichten, denn Gott ernähre ihn doch wie die Vögel unter dem Himmel und die Lilien auf dem Felde. Er erklärte auch, er diene der Welt nicht mehr, er sei der Welt abgestorben, am wenigsten werde er den Ärzten, die alle Teufelsdiener seien, den geringsten Dienst leisten, der Herr werde aber umgekehrt sie ihm dienstbar machen, er und sein Bruder wollten nichts anderes sein als „Täter des Wortes Gottes“. Schließlich wurde er aber auch gegen die Mitpatienten zurückhaltender und verschlossen, je mehr er merkte, daß sie ihn doch nur von der lustigen Seite nahmen und an seine Göttlichkeit nicht glaubten. Als er anfing, seine Kleider auszuziehen, weil er sich seiner Nacktheit nicht zu schämen brauche, wurde er in den Krankensaal einer anderen Abteilung versetzt. Dort lag er meist ruhig da, blieb aber gegen die Ärzte abweisend und brach manchmal in Schimpfereien gegen sie aus, in denen er sich stets biblischer Verwünschungen bediente. Daneben beobachtete er alles, was um ihn vorging und schien auch manchmal auf den Stockzähnen zu lachen. Besonders aufgebracht zeigte er sich gegen den Anstaltspfarrer, den er als „Götzen- und Heidenpriester“ bezeichnete und beschimpfte. Körperlich gedieh er bei seinem guten Appetit vortrefflich, und nahm in den ersten 5 Monaten 14 Pfund zu. Schließlich begann er wieder seinen Mitpatienten zu predigen und suchte sie nun gegen die Ärzte aufzuhetzen, was seine Versetzung auf eine andere Abteilung erforderte.

Nach ungefähr 1 Jahr wurde er klinisch vorgestellt, vertrat dabei gegenüber dem Auditorium seine Lehre, sparte nicht mit Bibelsprüchen und biblischen Schimpfworten und erklärte dem Direktor, man sehe es seinem grauen Bart an, daß er ein alter Teufel sei, der Herr werde ihn mit Wahnsinn und Raserei des Herzens schlagen. Da er ein besonderes Hemd trug, das er nicht ganz ausziehen konnte, begnügte er sich damit, dem Publikum seine Genitalien zu zeigen, schlug sich auf die Brust und rief aus, dieses sei der Stuhl Gottes.

In jener Zeit erhielt die Anstalt von der Heimatgemeinde den Auftrag zu einem Vormundschaftsgutachten. Eine nähere Untersuchung war nicht möglich, weil man auf alle Fragen nur Schimpfworte zu hören bekam, so wurde schließlich auf Grund der Beobachtungen die Diagnose der Schizophrenie gestellt und die Bevormundung wegen Geisteskrankheit beantragt. Wir werden später prüfen, ob diese Diagnose aufrechterhalten werden kann.

Im Januar 1922, also $1^1/_2$ Jahre nach der Internierung der Brüder, wurde auch die Familie B., bei denen sie bis zur Verhaftung gewohnt hatten, in die Anstalt gebracht, eine 71jährige Mutter mit 3 Töchtern und einer ledigen Freundin, sowie ein Ausländer L., der sich als Glaubensgenosse ausgab und trotz Kantonsverbotes dort versteckt gehalten hatte. Die Töchter hatten schon im März 1919 aufgehört, in die Fabrik zu gehen, und so war das kleine Vermögen der Familie, die ursprünglich in bescheidenem Wohlstande gelebt hatte, bald aufgebraucht. Vom Jahre 1920 an waren außerdem aus Glaubensgründen keine Steuern und Hypothekenzinsen mehr bezahlt worden, so daß schließlich zur Pfändung der Habe und zur polizeilichen Räumung des Hauses geschritten werden mußte, als die Familie sich weigerte, freiwillig auszuziehen. Bei der Verhaftung hatte die ganze Gesellschaft ihre Kleider abgelegt, so daß man nichts mit ihnen anfangen konnte und sie schließlich notdürftig in Decken gehüllt auf einem Wagen in die Irrenanstalt verbringen mußte. Hier wurden sie im Laufe der Untersuchung auch zu den beiden Brüdern gebracht. Die bisher allen Annäherungsversuchen von seiten der Ärzte gänzlich unzugänglichen Patienten begrüßten ihre Glaubensgenossen sofort in herzlicher Weise und besprachen mit Interesse die Angelegenheiten ihrer Gemeinde. Allerdings blieben auch die liebevollen Versuche der Frauen, die Brüder zu einer freundlicheren Einstellung gegen die Umgebung zu bringen, völlig erfolglos. Sobald er die Führerin der Frauen zum Ausharren ermahnt und damit getröstet hatte, daß das Ende ganz nahe sei, wandte sich S. wieder mit der Verwünschung „Teuflische Hunde“ an die Ärzte. Trotzdem zeigte sich auch bei anderen Gelegenheiten, wie rasch er sich anders einstellen und im gegebenen Augenblick eine sachliche Unterredung in freundlichem Tone führen konnte. Ungefähr um dieselbe Zeit, als die Familie B. interniert wurde, besuchte ihn sein Vormund aus der Heimatgemeinde und erzählte nachher, S. habe sich ganz unauffällig mit ihm unterhalten, sei über alles, was er erlebt hatte, genau orientiert gewesen und habe sich sogar nach seinen Kindern erkundigt und zugegeben, daß er nicht richtig gehandelt habe, als er von seiner Frau fortlief. Erst als der Vormund ihn aufgefordert habe, doch wieder zu arbeiten, habe er sich abgewandt, auf die Kirche und die Pfarrer geschimpft und damit geprahlt, er komme von selbst aus der Anstalt heraus, „die Mauern werden auseinandergehen ohne euch“. Als ihn im Oktober 1922 seine Frau besuchte, setzte er auch ihr auseinander, daß er nicht mehr zur Welt zurückkehre und nicht mehr unter dem Gesetze stehe. Wie sie selbst uns später erzählte, habe er damals vollkommen klar und verständig mit ihr gesprochen und sich erkundigt, wie es den Kindern, Verwandten und Hausleuten gehe. Als sie ihm dann aber erklärt habe, es gehe alles gut, wenn er nur wieder zur Familie zurückkehren und wieder arbeiten würde, habe er bemerkt, „aber Hulda, das kann ich doch nicht, weißt du nicht, daß es nur noch $1^1/_2$ Jahre geht, so sind wir wieder vereint“; sie wisse nicht, ob er hinzugefügt habe, „in diesem oder in einem anderen Leben“. — Als der Arzt ihn am Tage nach diesem Besuch fragte, ob er sich gefreut habe, gab er zur Antwort, er habe keine Frau mehr, für ihn existiere sie nicht, da er nicht mehr „von der Welt“ sei und das Gesetz für ihn nicht mehr gelte; es komme für ihn aufs gleiche heraus, ob sie sich von ihm scheiden lasse oder nicht.

Um die Zeit der oben erwähnten klinischen Vorstellung, also ungefähr 1 Jahr nach der Internierung, wurden die beiden Brüder versuchsweise in das gleiche Zimmer gebracht. Der Erfolg war, daß sie sich gegenseitig in ihrer Abwehr gegen jede Beeinflussung von seiten der Ärzte bestärkten. Sie lagen in ihren Sicherheitshemden, die hinten am Halse verschlossen wurden, in zwei nebeneinanderstehenden Betten und begrüßten jeden Arzt, vor allem aber eine Ärztin mit Schimpfwörtern, bei denen Schlange, Hure oder auch babylonische Hure überwogen. Schließlich gelang es ihnen, die verschließbaren Knöpfe zu öffnen und zu verstecken, worauf sie nackt in ihren Betten lagen. Von da an wurden beide getrennt in Zellen mit Seegras verbracht, wo ihre Nacktheit den Anstaltsbetrieb nicht stören konnte. Bei jedem Arztbesuch sprangen sie von ihrem Lager auf, um mit verächtlichen Gebärden und höhnischen Worten jeder Anrede zu begegnen, oder schadenfroh auf ihre Blöße zu zeigen. Ein Versuch, den einen Bruder im Zellenhemd in den Hof hinauszulassen, mißlang, weil er sein Hemd sofort zerriß. Als der 1. IX. 1922 heranrückte, konnte man aus einzelnen Bemerkungen von S. entnehmen, daß er einen großen Umschwung erwarte, er erklärte, man werde „mit euch Misthunden“ (Ärzte) ins Gericht gehen, die Offenbarung werde sich dann erfüllen. Nach dem 1. IX. schien er enttäuscht, mäßigte sich in seinen Äußerungen, beteuerte aber, er werde nie zu den Mammonsdienern, wie er die Ärzte gerne nannte, zurückkehren und ihre schändlichen Werke tun, er lasse sich nicht mehr von der Welt verführen. Von da an erhielt er eine Bibel und als Lager statt des Seegrases ein Bett. Auch Besuche von Glaubensgenossen, die er bei der Begrüßung brüderlich küßte, wurden von da an zugelassen.

Eine besondere Wut zeigte er damals gegen den Verfasser, der für einige Zeit die Abteilung übernommen hatte; vor allem warf er ihm vor, daß er die „armen Weiblein“ besucht und ausgefragt und „zu betören“ versucht habe, die oben erwähnten Antonianerinnen, die unterdessen in andere Anstalten verlegt worden waren.

Einem anderen Arzt, der eine Zeitlang die Abteilung innehatte, trug er in erhaben-verächtlichem Tone seine Ideen vor, er sei frei von Sünde, er frevle nicht mit seinem Simsonsbart, deshalb könne er ruhig nackt gehen, alle anderen müßten sich aber schämen und könnten deshalb ihren Körper nicht entblößt zeigen. Er sei Christus, das könne aber jeder Mensch werden, der nicht dem Teufel folge wie alle sogenannten Ärzte. Dieser Arzt besuchte ihn häufig außerhalb der üblichen Morgen- und Abendbesuche. Zu diesen Zeiten war S. viel zugänglicher und ruhiger, vor allem wenn man längere Zeit bei ihm blieb, doch war das Einvernehmen stets nur vorübergehend, eine Maßnahme, die seinen Wünschen nicht entsprach, das Schließen eines Fensters, konnte ihn sofort wieder in feindselige Stimmung bringen. Bei einem längeren Besuche setzte er seine Anschauungen auseinander:

Die Menschen müssen wieder rein und unschuldig werden wie die Kinder. Wenn sie mit dem da — hier griff er an seinen Geschlechtsteil — nicht sündigen, können sie ruhig nackt gehen. Sein Simsonsbart ist der Kraftspender, aus dem er Macht und Sicherheit gegen die Versucher schöpft. Er macht damit etwas, doch will er nicht sagen, was. Über das Geschlechtsleben hat er folgende Anschauung; der Same wurde dem Menschen gegeben, um daraus alles zu schöpfen. Es ist nicht verboten, mit Weibern zu zeugen, doch darf man das erst, nachdem man dem Samen eine Zeitlang „andere Werte abgerungen, sich selbst erhöht hat“. (Auch darüber sagte er nichts Näheres.) Der ganze Lebensbaum liegt im Geschlechtsteil, sobald die Menschen das eingesehen haben werden, wird niemand mehr sterben, Millionen Menschen werden nie sterben, das ewige Leben wird in diesem Körper und in dieser Welt stattfinden. Auf den Überfluß an Menschen hingewiesen, der die Folge sein müßte, wenn der Tod keine mehr wegraffen sollte, gab er zur Antwort: „Gibt es denn nicht genug Planeten, kann Gott nicht Mittel und Wege finden, um sie alle unterzubringen?“ — Die Ärzte sind die ausgesprochenen Gegner dieser neuen Welt, die ihnen zum Trotz bald da sein wird, sie sind Werkzeuge des Staates, arbeiten gegen besseres Wissen um des schnöden Geldes willen für den Teufel. Wenn sie z. B. mit der Giftspritze hantieren, so stören sie den Kampf der durch ihre Sünden kranken Menschen, indem sie den Leuten die Seele betäuben. Alle Krankheiten kommen von der Onanie. Früher habe man nur das Fleisch getötet, wenn man Propheten unschädlich machen wollte, heute aber versuche man den Geist selbst zu treffen, doch ihn werde man nicht herumkriegen, ihn könne keine Macht des Teufels zwingen, das aufzugeben, was er einmal glaube. Die Kirche von heute sei verlogen und habe für ihn keine Bedeutung, sie sei nur noch eine Dienerin des Staates, des Gesetzes; Gesetze seien aber tot, während der Glauben ewiges Leben habe. Man solle ihn nur martern, wie man seinen Bruder gemartert habe, 10 Tage habe man ihm in den anderen Anstalten nichts zu essen gegeben, er wisse das aus sicherer Quelle[1]. Man habe sie getrennt, um ihre Kraft zu brechen, die habe sich aber dadurch nur verdoppelt. S. wehrte sich dann gegen die Behauptung, er habe versprochen, in diesem Frühjahr (1923) seine Zelle zu verlassen, er werde aushalten, aber lange werde es nicht mehr gehen, denn ein Kind müsse ja einsehen, daß diese Welt an allen Enden krache.

Eine Woche später, am 27. VIII. 1923 gab er dem gleichen Arzte einen Zettel, auf dem die folgenden Worte standen:

„Nach Daniel 12,12. Wohl dem, der da wartet und erreicht 1335 Tage!

Sind diese Tage erfüllet und uns keine Hilfe worden, so bin ich bereit, mich zu unterwerfen.“

Er fügte aber gleichzeitig hinzu, er sei überzeugt, nicht mehr so lange hier bleiben zu müssen, die Erlösung dieser Welt werde vorher kommen.

Während der folgenden Wochen gelang es dem Abteilungsarzt, das gute Einvernehmen mit S. zu erhalten. S. sprang bei seinem Besuch nicht mehr von seinem Bett auf, begrüßte ihn nicht mehr mit Schmähworten und war bereit, über seine Ideen Auskunft zu geben. Nur einmal schien sich dieses Verhältnis wieder trüben zu wollen, er versprach, den Arzt in Zukunft nicht wieder mit Schimpfworten zu empfangen, weil ihm bei einer längeren Unterredung klar geworden sei, daß der Arzt noch zu sehr an der Welt hänge, für seine Nahrung und Kleidung sorge und deswegen mit den Händen und mit dem Kopf arbeite. Dabei zeigte er ein verschmitztes Lachen und verabschiedete ihn auch wirklich mit den Worten, „weiche von mir du Hund, Esel“, trotzdem die Unterredung bis dahin in freundlichem Tone geführt worden war. Doch dauerte dieser Zustand nicht lange, nach einem Eintrag der Krankengeschichte vom 4. XII. 1923 war er bald wieder zugänglich geworden. Er rechnete schon damals aus, wie viele Tage bis zum 3. V. 1924, d. h. bis zum Ablauf der 1335 Tage noch verstreichen würden, und führte eine Tabelle darüber. Einige Tage später äußerte er, wir wären ja alle freundlich zu ihm, doch sei das nur äußerlich, wenn wir untereinander seien, dann lache man ihn aus und betrachte ihn als verrückt, den Namen seiner Krankheit habe er ja

[1] In Wirklichkeit hatte der Bruder, der unterdessen versuchsweise zweimal in andere Anstalten versetzt worden war, lange Zeit das Essen verweigert, und da er es körperlich aushielt, ließ man ihn hungern, bis er von selbst wieder Nahrung zu sich nahm.

schon oft gehört. In zwanglosem Gespräche äußerte er sich dann über einzelne seiner Ideen. Über den 3. V. könne er jetzt noch nichts sagen, er könne ja morgen schon tot sein. Man müsse eben seine Äußerungen nicht wörtlich nehmen, das seien mehr Gleichnisse. Natürlich werde er sterben wie wir alle auch, der Geist werde aber weiter leben und auch das Fleisch, der Körper werde unverändert und doch verändert weiterbestehen. Wenn er aber siege, so werde er am 3. V. nicht mehr da sein, siege er aber nicht, so seien seine Anschauungen, die er vorerst mit demselben Recht verteidige wie wir die unsrigen, falsch, und er werde sich ergeben. In diesem Falle werde er alles tun, was man von ihm verlange, doch glaube er uns nicht, daß wir ihn freilassen würden, wenn er sich wieder benehme, wie Menschen, die wir normal nennen. In dieser Weise konnte man sich gut mit ihm unterhalten, doch verlor er nie sein mißtrauisch-ironisches Lächeln.

Jeder Teil habe von seinem Standpunkt aus recht, erklärte S. bei einer Unterredung mit dem Abteilungsarzt, die etwa 1 Woche später stattfand. Er habe die Vision einer neuen Religion gehabt, und werde seiner Sache treu bleiben bis zum letzten Augenblick, was er uns aber für die Zeit nach dem 3. V. versprochen habe, werde er halten. Er könne zwar nicht im entferntesten glauben, daß der Weltuntergang ausbleibe und die neue Welt nicht erscheine. Er sei gewissermaßen ein Prophet, der zu früh gekommen sei und nun im sicheren Hort seine Zeit abwarte. Er nehme den Ärzten nichts übel, wenn er nur nicht gehänselt und den Studenten gezeigt werde. Wenn das geschehe, dann müsse er „auch loslassen gegen uns".

Im Februar 1924 erklärte er, er freue sich auf den 3. V., ganz unabhängig davon, ob seine oder unsere Anschauungen durchdringen würden, auf jeden Fall gebe es eine Änderung. In seinem Verhalten war S. bedeutend weniger reizbar geworden und ärgerte sich auch nicht, wenn der Wärter ihm sagte, er habe seine Kleider bereitgemacht. Er bemerkte nur lächelnd, am 2. V. abends dürfe man sie ihm in die Zelle legen.

Dabei zeigte sich auch, daß seine Beurteilung der andern Patienten sich geändert hatte, er betrachtete sie nun doch als krank und erklärte von selbst, es sei halt schwer, ein vernünftiges Wort mit ihnen zu reden, weil sie gar nicht darauf eingehen, sondern immer wieder mit ihren Ideen dazwischenkommen, das habe er schon oft bemerkt, wenn er sich mit Z. (einem Paranoiden) unterhielt, man könne ihn nur kurze Zeit fassen, wenn man auf seinen Beruf zu sprechen komme, doch dauere es nicht lange, so schimpfe er wieder auf die Polizisten.

Mitte Februar 1924 wurde auch bei einer längeren Unterredung in der Zelle die bisherige Krankengeschichte mit S. durchgenommen. Er fand dabei die meisten Einträge richtig oder korrigierte sie in einleuchtender Weise und erklärte sein damals nicht ohne weiteres verständliches Verhalten. Bei der Aufnahme habe er gedacht, es habe doch keinen Wert, Angaben zu machen, weil ihm die Ärzte von Anfang an mit einem hämischen Lächeln oder leicht spöttischen Worten entgegengetreten seien. Es sei richtig, daß er die Weigerung, zu arbeiten, mit den Worten begründet habe, Gott ernähre sie doch. Moses z. B. habe ein Volk durch die Wüste geführt, „und sie nährten sich ohne ihrer Hände Arbeit". Er sei deshalb nicht etwa der Meinung gewesen, die anderen Menschen müßten nicht mehr arbeiten, aber in dem Glauben, daß eine Zeit kommen werde, wo man nach der Bibel einer irdischen Nahrung und damit der Arbeit nicht mehr bedürfe, habe er diesen Versuch schon jetzt unternommen. Wenn er aber mißglücke, so werde er mit Freuden wieder arbeiten, bis die erhoffte Zeit auf Erden verwirklicht werde, und wenn sie erst nach seinem Tode kommen sollte; seinem Glauben folgend, nicht aus Bequemlichkeit, habe er sich geweigert, zu arbeiten. Dabei wollten sie „Täter des Wortes

Gottes“ sein, denn die einen leben von ihrer Hände Werk, die andern leben ihres Glaubens.

Zu einem Eintrag in die Krankengeschichte, er könne keine Diskussion führen, sondern antworte ganz wahllos mit Bibelsprüchen, auch mit solchen, die in keinem richtigen Zusammenhang mit den Fragen stehen, bemerkte er, wenn 20 Leute auf einmal fragen, könne man nicht auf alle Fragen gleichzeitig passend antworten. Aufgehetzt habe er die Leute nicht, denn sie seien ja meistens gegen ihn eingenommen gewesen, so daß er sich zuletzt vorkam wie unter einem Haufen Hunde, die ihn anbellten. Er habe zuletzt die Kleider nach den Worten der Heiligen Schrift wieder ausgezogen, denn es heiße: „Ich habe meine Kleider ausgezogen, wie sollte ich sie wieder anziehen!“

Der Umschwung, den er auf den vergangenen September erwartet habe, sei von den Astronomen vorausgesagt worden, die ihn von außen suchten, „wir suchen ihn von innen“. Seit er eingesperrt sei, habe ein Gericht angefangen, das jetzt im Mai zu Ende gehe.

Die „verderbliche Onanie“ treibe er nicht, was er aber mache, habe jetzt keinen Sinn, zu sagen, wir würden doch nur lachen, erst müsse er es zu Ende ausprobiert haben. Jedenfalls gehe kein Tropfen Samen verloren, „was ich tue, tue ich aus Glauben, wenn ich es sage, haben Sie ja doch nur Ihr Gespött darüber mit den andern Ärzten.“ Er mache etwas, was alle Propheten und Christen auch gemacht hätten mit ihrem Samen. Er schweige darüber, aber er glaube daran. Er habe auch einen körperlich fühlbaren Beweis, daß seine Annahme richtig sei. Auf die Frage, ob er seinen Samen esse, gab er keine Antwort.

Eine Woche nach dieser Unterredung, vom 24. II. 1924 an lag S. fiebernd im Bett, es war zur Zeit einer Grippeepidemie, an der zahlreiche Insassen der Anstalt erkrankt waren, auch ein Patient, der seine Zelle besorgte. Obgleich er einen leidenden Eindruck machte, wollte S. keine Vorrechte vor den andern Patienten, vor allem keine besondere Diät haben, sondern verlangte nur Tee wegen des starken Durstes. Er weigerte sich immer noch, ein Hemd anzuziehen, ließ sich aber schließlich nach anfänglich lächelndem Zweifeln und Mißtrauen eine körperliche Untersuchung gefallen. Es stellte sich dann heraus, daß S. an einer linksseitigen Lungenentzündung erkrankt war. Der Arzt klärte ihn darüber auf und setzte ihm auseinander, es wäre besser, er ginge in einen Krankensaal, wo er richtige Pflege habe; nachdem er sich zuerst Bedenkzeit auserbeten hatte, konnte der Wärter schon am Abend melden, S. habe ein Hemd angezogen und liege im Wachsaal. Beim Morgenbesuch des folgenden Tages empfing er den Arzt mit mißtrauischem Gesicht, es war ihm deutlich anzusehen, daß er eine spöttische Äußerung erwartete. In den folgenden Tagen zeigte er sich sehr bescheiden und demütig, erklärte sich z. B. bereit, wieder in die Zelle zurück zu gehen, wenn wir seinen Platz für einen andern Patienten brauchten, war aber auch damit einverstanden, von nun an sein Hemd anzubehalten, wenn er wieder gesund sei. Im Bett wolle er aber bleiben. Erst nach der Ausheilung seiner Lungenentzündung erklärte er sich bereit, wieder Kleider anzulegen und auf der Abteilung leichtere Arbeiten zu verrichten. Die Hand reichte er erst dann wieder regelmäßig, nachdem er sie dem Arzt „aus Versehen“ einige Male gegeben hatte. Nur mit den Angaben über sein Erleben hielt er noch zurück und verlangte, daß man ihn gewähren lasse. Mitte April 1924 erklärte er, daß er nach dem 3. V. entlassen werden und eine Stelle als Herrschaftsgärtner annehmen wolle. Er erkundigte sich auch nach dem Befinden seiner Frau und seines Bruders, wollte ihnen aber nicht selbst schreiben, sondern damit warten bis nach dem 3. V. Er begann sich im Hinblick auf seine Entlassung um seine Bekleidung zu kümmern, war im Umgang sehr freundlich und willig, zeigte ein zutraulich-ergebenes Lächeln und schien sichtlich froh, daß die Prüfungszeit zu Ende ging. Er versicherte auch, daß er sich von seinen Brüdern und Schwestern nicht beschwatzen lassen würde, er wolle sie vielmehr überzeugen, damit auch sie nachgeben.

Vom 29. IV. bis zum 19. V. kam S. fast täglich zur Untersuchung, um über sein Vorleben, seine Erlebnisse in der Anstalt und seine religiösen Anschauungen zu berichten. Er wußte, daß Verfasser sich für ihn und die antonianische Lehre interessiere und gab von da an bereitwillig über alle Gebiete Auskunft, die zur Besprechung kamen. Am 7. V. wurde die Anstalt besucht, in der die Geschwister B. noch immer auf die Erfüllung der antonianischen Prophezeihungen warteten, am 9. V. die Freundin der Geschwister, die seinerzeit mit ihnen in die Anstalt B. gebracht, aber ebenfalls der Anstalt ihres Heimatkantons zugeführt worden war. Auf dem Rückwege wurde schließlich noch der Bruder besucht, der schon am 3. VIII. 1922 aus der Anstalt B. fortgekommen war, um ihn gänzlich von S. zu trennen. Am 19. V. 1924 konnte S. aus der Anstalt entlassen werden, nachdem er eine Stelle als Hilfsgärtner gefunden hatte.

### b) *Untersuchung.*

Solange S. in der Zelle war, hatte er immer den Ausdruck eines Menschen gezeigt, der sich in Verteidigungsstellung befindet, die Gesichtszüge verrieten deshalb stets eine innere Spannung, waren aber zu lebendig, um von einem „gespannten Gesichtsausdruck“ reden zu können, wie er bei manchen Formen der Schizophrenie beobachtet wird. Auch sein Lachen, mit dem er die Ärzte empfing, seine Schmähungen austeilte und seine Bibelsprüche zitierte, konnte nicht als „steif“ bezeichnet werden, d. h. es war nicht der Ausdruck jener Gefühlslage, die bei Schizophrenen als Leere beschrieben wird. Dagegen war es stets mit einem Ausdruck von Verachtung, Hohn, Gereiztheit oder Angriffslust vermischt und machte deshalb keinen natürlichen Eindruck, sondern wirkte gezwungen. Der Blick war weder „steif“ noch „starr“, auch nicht „stechend“ wie beim gewöhnlichen Paranoiden, der von seinen Wahnideen spricht, es war vielmehr etwas Leuchtendes darin, das als Ausdruck seiner schwärmerisch-ekstatischen Spannung gedeutet werden konnte. Auch später, wenn S. sein Erleben schilderte und seine Gedankengänge entwickelte, war immer wieder dieser leuchtende Blick zu bemerken. Je mehr er bei den zahlreichen Unterredungen Vertrauen gefaßt hatte, um so natürlicher wurde auch sein Ausdruck, und wenn ihn ein Gedanke schmerzlich berührte, war von der früheren Spannung oft nichts mehr zu bemerken. Seine Sprache war auch vollkommen natürlich, wenn er über seinen Zustand oder seine häuslichen Verhältnisse berichtete. Wurde er aber unterbrochen, so konnte sich das frühere Mißtrauen sofort wieder bemerkbar machen. So geschah es, während einer der ersten Besprechungen, daß der Direktor der Anstalt für einen Augenblick ins Zimmer trat, ohne sich aber um die Unterredung zu kümmern. Sofort bemerkte S., als wir wieder allein waren, der Direktor habe „verschmitzt gelächelt“, er empfinde ihn wohl als Fremdkörper im Auge; seine Ansicht sei aber, daß ein „Psychiatiker“ doch begreifen sollte, daß nicht jeder Mensch gleich denken könne.

Äußerlich ist S. ein etwas untersetzter, sehr kräftig gebauter Mann, dessen sehniges Aussehen nur während seines Zellenlebens durch beträchtlichen Fettansatz verdeckt war. Auch heute zeigt er wieder das frühere Aussehen, das zu seiner körperlichen Gewandtheit und seinen lebhaften Bewegungen paßt.

Über die antonianische Lehre und die Schriften Unternährers machte S. uns folgende Angaben. Die gewöhnliche Bibel sei unvollkommen, sie werde erst richtig, wenn man sie symbolisch auffasse. Das sei durch Anton Unternährer geschehen, der beim Lesen der Bibel erkannt habe, daß er selbst der Tempel Gottes, und daß Gott in ihm selbst sei, daß alle äußern Zeremonien dahinfallen, und daß der alte Bund erfüllt sei durch Jesus Christus, den Mittler des neuen Testamentes. Denn es heiße, „wisset ihr nicht, daß ihr der Tempel Gottes seid und der Geist Gottes in euch wohnt ... denn der Tempel Gottes ist heilig, der seid ihr“, und „ein jeglicher sei gesinnt wie Jesus Christus auch war, welcher ... hielt es nicht für einen Raub, Gott gleich zu sein“ (Philipperbrief 2, 5—6). „Wenn also Gott in uns wohnt“, erläuterte S., „und ich sein Ebenbild bin (ergänze nach der Schöpfungsgeschichte), so bin ich selbst Gott. Gott ist das Unsichtbare, Christus ist das Sichtbare (= der Tempel). Jeder, der es glaubt, ist der Sohn, Gott in ihm der Vater.“ Christus bedeutet aber auch „des Gesetzes Ende, wer an den glaubt, der ist gerecht“ (nach dem Römerbrief 10, 4), so daß „dem Gerechten kein Gesetz gegeben ist“ (nach 1. Thimotheus 1,9). Ein Mensch, der Kleider trägt, steht aber unter dem Gesetz, denn er schämt sich, so herumzugehen, wie er erschaffen ist, er muß sich verhüllen; aus der Scham aber folgt der Fluch. „Solange Adam war, wie Gott ihn erschaffen hatte, schämte er sich nicht, so war er unschuldig, wußte von nichts anderem. Sobald er aber die sündliche Tat vollbracht, vom Baume der Erkenntnis gegessen hatte, sobald er das Gebot übertreten und den Unterschied von Gut und Böse erkannt hatte, schämte er sich und der Fluch folgte auf beides, auf die sündige Tat und auf das Schämen.“ Nach Unternährer gebe es für den Menschen 3 Stufen nach aufwärts und 3 nach abwärts: Mensch—Versöhnter—Gott, und Mensch—Sünder—Teufel. Unternährer selbst hielt sich für „Christus zum zweitenmal“. Die übrigen Antonianer sahen in Jesus von Nazareth den 1., in Unternährer den 2. Christus und erwarten nun den 3. so wie heutzutage „die ganze Welt, z. B. die Bibelforscher“ erwarten, daß Christus nach der Offenbarung 1, 7 „in der Wolke des Himmels mit großer Kraft und Herrlichkeit“ kommen werde. Für ihn selbst aber sei Anton Unternährer nicht mehr, als was er sich selber sei, denn er habe dasselbe getan, was Anton Unternährer, „in geistiger Beziehung und in der Handlungsweise“. Die Apostel hätten das gleiche getan, wie Christus, Anton wie die Apostel, und er das gleiche wie Anton. Christus als der erste habe noch äußere Macht gehabt und Wunder getan, aber weil jeder Mensch eine Welt für sich sei, hätten *sie* die Wunder an sich selbst erlebt. Das Fortleben des Geistes Christi und der Apostel in Anton Unternährer sei nicht ein Vorrecht gewesen, er habe auch geerbt, was sie hinterlassen hätten, so wie auch er, S., und wie jeder, der „sich selbst aufbaue“. Wenn er an die Bibel glaube, so glaube er auch an das Buch Unternährers, mit dem er die Schrift immer verglichen habe. „Ich glaube, was mir mein Gewissen und meine Erkenntnis nach der Schrift sagt“, nicht mehr was ein einzelner ihm sage, z. B. eine gewisse Sekte, „die meint, nur auf ihren Prediger hören zu müssen. Ich glaube eben an die Erfahrung, die ich praktisch mitgemacht habe“. Auf die Frage, ob ihn ein Gemeinschaftsgefühl mit den Antonianern verbinde, erklärte er, das habe er dort nie gefunden, er habe sich auch nie Antonianer genannt, so wie die andern das täten, weil er zu keiner Sekte gehören wollte, er sei „vollständiger Freidenker“. Darum habe er auch bei der klinischen Vorstellung protestiert, als man ihn einen „Schüler Unternährers“ nennen wollte, er wolle nur ein Schüler von Jesus Christus sein. Darum erklärte er auch 1 Jahr nach seiner Entlassung, er verkehre nicht mehr viel mit seinen ehemaligen Glaubensgenossen, denn sie versuchten immer wieder, ihn zu ihrer Gemeinschaft zu bringen, er wolle aber unabhängig sein.

S. stellt sich also *neben* Anton Unternährer und hält sich wie dieser für den Tempel Gottes, „die heutige Welt sucht Gott irgendwo in der Ferne, während er in uns ist“. Nach dem 2. Johannesbrief 5, 20 ist aber Christus der wahrhaftige Gott, „wenn aber Gott in uns allen, so ist auch Christus in uns allen“. Auf die Frage, ob wir also Christusse seien, führt er die Stelle im 1. Korintherbrief 3, 23 an, „Ihr seid Christi, Christus aber ist Gottes“, was er so auslege, „jeder von uns ist Christus, denn Gott wohnt ins uns.“ Wenn er in der Zelle erklärte, er sei Christus, so habe er nie den Wunsch gehabt, mehr zu scheinen, als die andern, auch aus diesem Grunde habe er manchmal geflucht, um nur ja nicht den Tugendhaften zu spielen.

Durch die Versöhnung erreiche man die 3. Stufe, „Gott und Jesus Christus in einer Person“. Jeder müsse in sich selbst Christus finden, wodurch er dann Gott seiner eigenen Welt werde. Das Äußere sei dem Innern und das Innere dem Äußeren Gott, „ich bete meinen Gott an, den Geist, mein Gott ist der inwendige Mensch, von dem ich abhänge“. Auf die Frage, wie er bete, erklärte er ein anderesmal, das ganze Leben, das ganze Dichten und Trachten sei für ihn, je nachdem, wie er denke, ein Gebet, darum bete er nicht mehr das gewöhnliche Formelgebet. Weil er Gott *in* sich erkenne, sei das Gebet das Zwiegespräch zwischen dem innern und äußern Menschen, zwischen dem äußern Menschen und Gott. Früher habe auch er gebetet, sei heruntergekniet und habe „diese Zeremonien“ mitgemacht, meinte, es komme darauf an, viele Worte zu machen „recht schön und salbungsvoll“. Auch die äußere Welt habe zwar ihren Gott, von dem sie erschaffen und abhängig sei, „den nennt sie Naturgesetz“. In jedem Menschen ist aber sein eigenes Naturgesetz, übertritt er es, so sündigt er.

Bevor wir darauf eingehen, wie S. sich die Versöhnung mit Gott vorstellte, und wie er das „Versöhnungsmittel“ fand, muß nachgeholt werden, mit welchen Erwartungen er in die Anstalt kam. Er erzählte nun, wie er vor der Internierung zur Berechnung der schon erwähnten 1335 Tage gekommen sei: 1800 hatte Anton Unternährer das Weltgericht verkündet, das 120 Jahre später eintreffen sollte. Er habe aber auch gesagt, wohl dem, der da wartet 1355 Tage, wie es im Propheten Daniel stehe. Daraus berechnete S., daß nach Ablauf der 120 Jahre das Gericht beginnen und 1335 Tage dauern würde. Als sie bei den Geschwistern B. wohnten, habe er nach ungefähr 1 Monat mit seinem Bruder verabredet, sie wollten noch 2—3 Wochen warten, wenn bis dann kein äußeres Ereignis über ihr Schicksal entscheide, so wollten sie aus dem Hause fortgehen, die Kleider ablegen und nackt herumziehen. Sie rechneten damit, daß man sie dann einsperren würde, sollten sie aber unerwarteterweise nicht gefangen genommen werden, so würden sie ihr Essen schon finden. Mit den Frauen hätten sie damals nur verabredet, 1335 Tage zu warten, nicht aber etwas zu unternehmen, weil sie „nicht die paar Weiblein mit hereinreißen wollten.“ Auch als er später in der Anstalt war, habe er der Familie, die ihn besuchte, immer abgeraten, ihrem Beispiel zu folgen, bevor die Probezeit zu Ende sei. Wäre die große Änderung, auf die sie nach Ablauf der 1335 Tage rechneten, eingetroffen, so wären sie je auch für die Geschwister eingestanden. Sollten sie sich aber täuschen, so würden nur sie die Existenz verlieren, wie es ja nun der Fall sei. Ursprünglich hatten sie fest daran geglaubt, daß nach der Wartezeit eine gewaltige Umwälzung auf der Welt stattfinden würde, und als im Sommer 1922 von einem Kometen in der Zeitung stand, und der Weltuntergang prophezeit wurde, erwarteten sie den Umschwung schon damals. Als dann aber der Monat August vorüber ging, und sich nichts zeigte, habe er selbst angefangen, an der Verheißung der Propheten zu zweifeln. Er wäre aber zu stolz gewesen, nachzugeben, bevor die Zeit vorüber war, auch habe er sich durch das Versprechen den andern Glaubensgenossen gegenüber gebunden geglaubt, denn was er einmal versprochen habe, das habe er noch immer gehalten. „Es war ein großer Schlag für mich, als sich von außen nichts zeigte am letzten Augusttag“, der Arzt habe damals triumphiert, und er sei stiller geworden. Unterdessen hatten ihn aber noch andere Gedankengänge beschäftigt, von denen er bisher nur in Andeutungen gesprochen hatte.

Seit Jahren habe er immer über das Problem der Onanie nachgedacht, vor allem über die Folgen. Er glaubte, daß das Gehirn allmählich schwinde und beobachtete „die körperliche Schwächung und geistige Versimpelung bei den untern Klassen, wenn sie sich zügellos der Onanie hingeben". Er selbst habe erst in der Lehrzeit andere Burschen onanieren sehen, doch habe er erst Ende 1919 zum erstenmal selbst onaniert. Auch von da an habe er sich nur ab und zu auf diese Weise befriedigt. Von seiner Verhaftung an bis zum 6. VIII. 1922 habe er dann völlig enthaltsam gelebt. Dabei beobachtete und notierte er genau, wann er Pollutionen hatte. Er kam bis zu 30 Tagen Zwischenraum von einer Pollution zur andern. Durch „Autosuggestion" habe er es so weit gebracht, daß er sofort erwachte, wenn er im Schlaf eine Erektion bekam, oder wenn die Harnblase voll war, was die Pollution begünstige. Durch seinen leichten Schlaf befand er sich auch gegen Träume „in einem gewissen Schutz". Durch Zurückhalten des Spermas habe er sich „allmählich gefüllt", so daß er „wie ein Ungestüm" in sich hatte, „eine wilde Gärung, die hinaus wollte". Das habe ihn getrieben, intensiv zu forschen, was er mit dem Samen machen müsse, bis er schließlich fand, daß nur das Essen des Samens in Frage komme. Wenn bei andern nach der Onanie sich Angst und Furcht einstellen, so konnte bei ihm gar keine Angst aufkommen, weil er den Samen nicht verlor, und weil er auf diese Weise mit der Schrift übereinstimmte. Er fand z. B. im 1. Johannesbrief 3, 9 die Worte: „Wer aus Gott geboren ist, der tut nicht Sünde, denn sein Same bleibt bei ihm und er kann nicht sündigen, denn er ist aus Gott geboren." So kam er dazu, vom 6. VIII. 1922 bis und mit dem 24. II. 1924 täglich einmal, „also mehr als 570 Tage", seinen Samen zu essen. Von Onanie könne man nur reden, wenn der Same verlorengehe. Auch hier gelte das Wort, was zum Munde eingehe, verunreinige den Menschen nicht. Das habe er angedeutet, als er in der Zelle erzählte, er mache etwas mit seinem Simsonsbart. Denn mit Simsonsbart meinte er den Samen, den „Kraftspender".

Wie sehr ihn die Idee des Samenessens beschäftigt hat, geht aus den zahlreichen Bibelstellen hervor, in denen er einen Hinweis darauf entdeckte, und die seiner Handlungsweise immer neue Bedeutung gaben, dann aber auch aus den Schilderungen des Erlebnisses selbst, die er uns im Lauf der zahlreichen Unterredungen gab, und die wir später anführen werden.

Der Same wurde allmählich für ihn: das lebendige Wasser, das lebendige Brot, das Brot vom Himmel, das verborgene Manna, der Wein, die Milch, die rechte Speise, aber auch das Salz der Erde, das sichtbare Wort, der Geist, das Wiedergeborene; das Samenessen wurde zum Bindemittel, zum Versöhnungsmittel mit Gott, zur Wiedergeburt, zur Taufe, zum Abend- oder Liebesmahl, auf das schon in der Fußwaschung hingedeutet wird, denn Fuß bedeutet symbolisch Glied, zum Opfer, zur gegenseitigen Speisung von Körper und Geist, zur Auferstehung Jesu Christi und Auferstehung der Toten, zum Aufbau der Gemeinde Gottes in uns. Der Mensch, der den Samen ißt, wird durch das Versöhnungsmittel Gott selbst, er wird zum Baume des Lebens, dessen Frucht der Same ist, zum fruchtbaren Feigenbaum, zum Paradies. Im Zusammenhang mit dem Samenessen und unabhängig davon wird auch das männliche Glied in der Bibel symbolisch angedeutet, es ist der Fels, der Berg Zion, der Mund Gottes, der Baum des Lebens, der Priesterstamm, die Rute Arons, der Leuchter, das Vorderteil der Hütte. Daneben werden gleichzeitig erwähnt der goldene Krug, die beiden Tafeln, die Donnerskinder, welche alle die Hoden bedeuten und die Lade des Testamentes, das ist der Hodensack.

Das Samenessen, die „Versöhnung", hat für S. die Bedeutung der Taufe, nach der Stelle im 1. Petrusbrief 3, 21, wo vom Wasser die Rede, „welches nun auch uns selig macht in der Taufe, die durch jenes bedeutet ist". Durch das Samenessen findet aber auch die Auferstehung Jesu Christi in uns statt, dadurch entsteht der neue Mensch, Gott selbst, „aber wiederum nur für mich und nicht für einen andern.“ Sein Weg der Versöhnung sei aber auch der für andere Menschen. Die heutige Welt meine, mit der Änderung des äußern Lebens sei etwas getan, damit daß man z. B. einem Alkoholiker den Alkohol entziehe, daß er an Gott glaube und nachher nicht mehr trinke. Mancher führe auch nach außen ein neues Leben, und doch stehe er in Disharmonie mit seinem Innern. Der Glaube allein genüge nicht zur Erreichung des vollkommenen Lebens, auch nicht die Gesetzeswerke, wie bei den Juden und Mormonen, sondern die Glaubenswerke, wie Abraham, der den Sohn opferte. Erst die Tat mache selig. Gesetzeswerke seien die kirchlichen Zeremonien, Glaubenswerke aber, was die jetzige Welt als Unehre, als Unflat ansehe, die Versöhnung durch das Blut Jesu Christi, das Abendmahl des Herrn, das Waschen im Blut Jesu Christi, das alles bedeute das Essen des Samens. Im Alten Testament habe man Tierblut geopfert, im Neuen Testament opfert man sich selbst, den Samen, wie Abraham den Sohn, der dadurch „symbolisch darauf hindeutete“.

So kommt S. dazu, auch im Abendmahl das Essen des Samens versinnbildlicht zu sehen. Wenn er erkannt habe, daß der Geist im Samen, daß der Same Schöpfer, so erkenne er auch an, daß dies das Fleisch und Blut Jesu Christi sei, von dem Jesus spreche, „wer mein Fleisch ißt, der hat das ewige Leben“. Beide Geschlechter hätten im Neuen Testament vom männlichen Samen gegessen, das sei das Abendmahl gewesen, dagegen hätten sie beim ersten Abendmahl mit Christus wirklich Wein und Brot gegessen, und Jesus wusch dem Petrus die Füße, sagte aber dazu, nach dem Johannesevangelium 13, 7 „was ich tue, das weißt du jetzt nicht, du wirst es aber hernach erfahren“, er habe damit angedeutet, daß die Fußwaschung nur Symbol für das spätere Opfer sei, bei dem jeder seinen Samen essen, oder der Mann der Frau den Samen zu essen geben werde, denn Fuß bedeute hier Glied. Das Samenessen bedeutet die Versöhnung mit Gott, da aber Gott in uns ist, wird durch diese Handlung auch der äußere mit dem innern Menschen versöhnt. „Wenn der innere Mensch sagt, ich soll Samen essen, so muß ich ihm helfen, denn wenn ich ihm nicht helfe, so steht der Mensch in Uneinigkeit.“ „Der geistige Mensch muß geistige Nahrung haben, eben den Samen.“ S. muß aber nicht nur sich selber helfen, sondern durch das Samenessen findet auch die Auferstehung der Toten in uns statt, denn das Himmelreich, in dem die Toten auferstehen, ist in uns, vor dem Samenessen sind die Toten ins uns gleichsam in den Gräbern. Der natürliche Mensch wird dadurch zum Paradies. Dieses Argument führte S. auch an, als wir ihm sagten, daß es neben dem Ziel der Selbsterlösung erfahrungsgemäß auch ein Verlangen gebe, andere zu erlösen. Er bemerkte, er wolle keine Menschen erlösen, weil sie ihn doch nicht verstehen, weil sie seinen Erlösungsweg verwerfen würden, „weil sie sich daran stoßen“; wenn er etwas erlösen möchte, so seien es die Geister von Abgeschiedenen, die ohne ihn in der Verdammnis bleiben müßten. Durch den „Mittler des Neuen Testaments“, unter dem der Same zu verstehen ist, der auch gleichbedeutend ist mit dem Blut Jesu Christi, wird auch die Gemeinde Gottes in uns aufgebaut, d. h. die Gemeinde aller Versöhnten, die mit den Jahrhunderten immer größer wird, darum ist der Mensch auch „die Stadt des lebendigen Gottes, das himmlische Jerusalem.“ So könnte er über jeden Punkt lange reden, bemerkte S. bei dieser Gelegenheit, aber es dauere lange, bis er es einem andern erklären könne, „bis es begreiflich werde“.

Schon die alten Propheten hätten den Samen gegessen, das gehe aus 1. Mose 49, 12 hervor, „seine Augen sind trüb vom Wein und seine Zähne weiß von Milch; denn der Same werde sowohl mit Wein wie mit Milch verglichen. Er selbst habe nach dem Samenessen rote Augen und weiße Zähne gehabt.

Als wir S. fragten, wie er zu seinen Deutungen der Bibel komme, führte er sofort ein Beispiel an. Der Prophet Jeremia sage, „dein Wort ward meine Speise, da ich's empfing", das Wort könne man aber nicht essen, also müsse es etwas anderes bedeuten, eben Same, wie auch geschrieben stehe, der Mensch lebt nicht von Brot allein, sondern von einem jeglichen Wort, das durch den Mund Gottes geht. Der Mund Gottes sei eben in diesem Falle das männliche Glied entsprechend den Bedeutungen des Körpers, z. B., wir sind Gottes Ackerwerk, Gottes Gebäude, Gottes Mitarbeiter (1. Korinther 3, 9). Auch der Mund des Menschen könne den Mund Gottes bedeuten, das eine Wort sei eben unsichtbar. Auf diese Weise, fügt er hinzu, habe er sich die Zeit in der Zelle gut vertreiben können, weil er immer „das Unterste gesucht" habe, die köstliche Perle, den Schatz im Acker, d. h. den verborgenen Sinn, „die Weisheit, die im Verborgenen liegt". Bei allen seinen Auslegungen sei er davon ausgegangen, daß wir der Tempel Gottes seien. Je mehr er in sich selbst gesucht habe, je mehr habe er gesehen, daß sich alles, was in der Bibel gesagt sei, auf unser Inneres beziehe. Zuletzt habe er sich dann gesagt, jetzt könne ihm einer sagen, was er wolle, eine andere Auslegung gebe es nicht.

Das Samenessen wird von S. wohl als sexuelle Handlung anerkannt, er unterscheidet es aber wie wir sahen, streng von der Onanie, die er ebenso wie den sexuellen Verkehr verwirft. Der Same ist Geist, wenn er den Samen von sich stoße, so stoße er Gott von sich, damit sei er aber ein Mörder, sei es durch Onanie oder durch „fleischliche Zeugung", das sei auch ein Grund, weshalb man den Samen essen müsse. Auch im Römerbrief werde das Samenessen den andern sexuellen Handlungen gegenüber gestellt, denn es heiße 6, 19: „gleich wie ihr eure Glieder begeben habt zum Dienste der Unreinigkeit, und von einer Ungerechtigkeit zur andern, also begebt auch nun eure Glieder zum Dienste der Gerechtigkeit, daß sie heilig werden". Der Unterschied zwischen diesen sexuellen Handlungen wird auch ausgedrückt durch die Geschichte von den beiden Bäumen im Paradies, die S. immer wieder beschäftigt hat. Er fasse sie symbolisch auf. Wenn der Mensch die Stimme Gottes höre, so sei das das eigen Gewissen, das aus ihm spreche. Hätte Adam damals vom Baume des Lebens gegessen, d. h. seinen Körper „aufgebaut und reorganisiert", indem er den Samen selber aß, so hätte er „das Leben bei sich behalten", er wäre zum Baum des Lebens geworden, während er durch den Geschlechtsverkehr zur Sünde und zum Fluch wurde.

Vor seinem Eintritt in die Anstalt teilte S. noch die Anschauung Anton Unternährers, der den freien Geschlechtsverkehr predigt. Er erzählte uns, daß er bei den Geschwistern B. mit der einen Schwester etwa 3 mal, mit der andern „nur wenig" sexuell verkehrt habe. Er habe sich dabei über die gesetzliche Ehe erhoben, die Frau nicht mehr als „Gesetzesfrau" angesehen, nur als Schwester; hätte er sich unter das Gesetz gestellt, so hätte er den Geschlechtsverkehr als Sünde ansehen müssen. Seine damalige Auffassung sei „das gewesen, was die Welt als freie Liebe bezeichnen würde". Mit der 3. Schwester und der Freundin der Geschwister habe er nicht intim verkehrt, da hätte er dem andern Antonianer L., der sich dort aufhielt, „nicht in den Weg treten wollen". Sie pflogen den Verkehr solange sie dort waren, natürlich immer nur mit gegenseitigem Einverständnis. Etwas anderes als der natürliche Verkehr sei nicht vorgekommen, bemerkte er auf unsere Frage. Später, als wir ihn fragten, gab er an, daß er nie mit andern Antonianern sexuell verkehrt habe, ob die andern es bei ihren Zusammenkünften täten, wisse er nicht, darin sei er nicht eingeweiht, es gebe aber jedenfalls viele Männer und Frauen, die eifersüchtig wären, wenn die Frau oder der Mann mit andern Männern oder Frauen verkehren wollten. Später, als er die Bedeutung des Samenessens erkannt hatte, durch das der Mensch seinen Körper aufbaut und der Same zum geistigen Seelenmensch wird, vertrat er die Anschauung, daß der

„versöhnte“ Mensch wieder sexuell verkehren dürfe. Wenn Adam sich zuerst durch Essen vom Baume des Lebens, d. h. seines Samens erneuert hätte, so wäre der Geschlechtsverkehr für ihn nachher keine Sünde mehr gewesen. Auch Eva hätte davon essen und sich vollständig umwandeln müssen, damit auch sie sich durch seinen Samen „in ein geistiges Wesen umgeschaffen“ und dadurch wie Adam die Unsterblichkeit erlangt hätte. Wir werden sehen, daß ihn dieser Gedanke auch beschäftigt hat, als später die Frage an ihn herantrat, ob er mit seiner Frau wieder Geschlechtsverkehr haben dürfe.

Schon in der Zelle hatte S. erklärt: „Mit meinem Mittel hoffe ich zu erreichen, daß der Mensch ewig lebt.“ Auch die Auffassung vom Baume des Lebens deutet darauf hin, daß das Samenessen nach dem Glauben von S. Unsterblichkeit verleiht. Lukas schreibt 20, 34, „die Kinder dieser Welt freien und lassen sich freien, welche aber würdig sein werden, jene Welt zu erlangen, und die Auferstehung von den Toten, die werden weder freien noch sich freien lassen, denn sie könnten hinfort nicht sterben ... dieweil sie Kinder der Auferstehung sind“. Darum haben auch Christus „und die meisten heiligen Männer“ nicht geheiratet, oder nach Annahme der neuen Lehre keine Kinder mehr gezeugt.

Als uns S. zum ersten Male vom Samenessen erzählte, gab er an, er habe von seiner Internierung bis zum 6. VIII. 1922 völlig enthaltsam gelebt. Am andern Tage erklärte er aber, er habe schon einmal vorher, am 14., 15. und 16. IV. 1922 seinen Samen gegessen, damals, als er in seiner Zelle herausfand, daß dies das Versöhnungsmittel sein müsse. Diese ersten 3 Male sei es nur eine Eingebung gewesen, ein Gefühl, „nach dem er gerade mußte“. Bald darauf, am 12. V., lag er mittags auf seiner Matratze und träumte, er habe den 3. Stein, den Stein der Weisen bekommen, wie es in der Offenbarung 2, 17 heiße, „wer Ohren hat der höre, was der Geist den Gemeinden sagt: wer überwindet, dem will ich zu essen geben von dem verborgenen Manna, und will ihm geben einen weißen Stein und auf dem Stein einen neuen Namen geschrieben, welchen niemand kennt, denn der ihn empfängt“. Der weiße Stein bedeute nun die Hoden[1], die „als eines genommen“ seien. Seit der Internierung habe er sich aber überwunden und nicht mehr onaniert, darum seien die neuen Steine, Licht und Recht, gewachsen. Das sei für die Richtigkeit seiner Auffassung vom Samenessen der „körperlich fühlbare Beweis“, von dem er früher einmal gesprochen habe. Als er nämlich nach jenem Traume erwachte, griff er an die Hoden und spürte hinten an denselben stecknadelknopfgroße Knötchen, die von nun an täglich wuchsen, und aus denen im nächsten Monat längliche Gebilde entstanden, die „weich und doch fest waren, nicht immer von gleicher Festigkeit“. Als dann die Gebilde von Mitte Juni an nicht mehr wuchsen, sagte er sich, wenn er nur weiter Samen esse, so müsse in seinem Körper etwas Neues entstehen, d. h. „durch den Blutgang und den Samengang“ eine Erneuerung stattfinden, so daß nachher „Störme lebendigen Wassers“ von ihm fließen würden. Am 24. II. 1924 sei „der Samenerguß abgebrochen worden“, d. h. er habe sich vergeblich bemüht, eine Ejaculation herbeizuführen und sei dabei so ins Schwitzen gekommen, daß er sich nachher erkältet und die Lungenentzündung bekommen habe, das habe er den Wärtern natürlich nicht erzählt. Ein andermal, einige Monate nach seiner Entlassung bemerkte er über das Samenessen, „nach dem Wohlbefinden würde ich es 10mal lieber nicht machen, aber weil ich die grenzenlose Verehrung für den Samen habe, in dem ich Gott erkenne, muß ich es machen. Nach dem Fleisch täte ich es lieber nicht, aber der Geist verlangt es von mir, und der Geist muß über das Fleisch sein“. Er wolle seine Auffassung einfach „durchfechten“, die andern brauchten ja keinen Anstoß daran zu nehmen, „nur in der Zelle brauche ich nicht mehr zu bleiben, weil ich

[1] Die Bezeichnung „Steine“ für Hoden ist in der Schweiz üblich.

die Lösung von meinem Rätsel gefunden habe. Wenn ich nicht dem Schritt gefolgt wäre, der mich getrieben hat, so wäre ich ewig in der Unruhe geblieben, das Äußere wäre nicht befriedigt geblieben und das Innere nicht. Es hatte mich getrieben zu forschen, weil ich einfach in dieser quälenden Unruhe war." Im Militärdienst habe er oft das quälende Verlangen gehabt, Gott zu finden, und bei den Mormonen, bei denen es Sitte sei, den ersten Tag im Monat zu fasten, habe er manchmal 2 Tage gefastet, „um in der Exstase etwas zu finden, eine gewisse Erscheinung oder so etwas". Als wir ihm bei dieser Gelegenheit in einem anatomischen Atlas den Bau der Hoden und Nebenhoden erklärten, deren Wachstum er glaubte, beobachtet zu haben, folgte er den Ausführungen mit Interesse, beharrte dann aber doch auf seiner Auffassung, weil er einfach die Erfahrung gemacht habe, daß er nach dem Samenessen ruhiger war, und weil er jetzt viel kräftiger sei als früher. Er erzählte dann, daß er auch jetzt wieder täglich von seinem Samen esse; Ende April 1924, d. h. also noch vor seiner Entlassung habe er wieder damit angefangen, zuerst nur alle paar Tage, von Mitte Juni an wieder regelmäßig.

Noch einmal erzählte er bei dieser Gelegenheit, wie er in den Monaten seiner Enthaltsamkeit in der Anstalt sich fast nicht mehr beherrschen konnte. Er zwang sich aber seit der Verhaftung zur Enthaltsamkeit, „und wenn ich mir die Zunge hätte abbeißen müssen oder die Hand gegen die Bettstatt schlagen, um nicht mein Glied zu berühren". Sein Gedankengang sei lebhafter als früher, erzählte er weiter, früher habe er manchmal in den Tag hineingelebt, oder er fand keinen Aufschluß über Fragen, denen er nachstudierte, während er jetzt, wenn er z. B. ein Buch lese, sich aus den Gedanken der andern zu seiner Befriedigung selbst „einen Schluß bilden" könne. 3 Wochen später bemerkte er auf Befragen über das gleiche Thema, früher habe er die Arbeit so nebenher gemacht, und immer an die Sekten, an die Priester, an religiöse Themen und an die Zukunft gedacht, jetzt sei er durch nichts mehr zu stören, wenn er bei der Arbeit sei, er lebe ganz seiner Aufgabe, ganz in der Gegenwart. Schon vor seiner Entlassung hatte er diesen Gegensatz von einst und jetzt geschildert. Er bereue seinen Aufenthalt in der Anstalt nicht, erklärte er, aber für die Gemeinde, welche den Aufenthalt zahlen mußte und für die Familie sei es schwer. Dagegen sei er nun nicht mehr abhängig und könne die spätere Zeit „besser gestalten" als die vorhergehende. Früher habe er immer gemeint, man müsse nach außen arbeiten und habe doch das Verlangen gehabt, sich „nach innen aufzurichten. Man ist zum Äußern nicht recht gekommen, man ist zum Innern nicht recht gekommen". In der Anstalt habe er sich mit vollem Eifer dem Innern gewidmet, jetzt werde er sich mit vollem Eifer dem Äußern widmen, „heute ist das eine vom andern unabhängig".

Verschiedentlich erzählte S. uns, wie er dazu gekommen sei, seine extreme Haltung anzunehmen. Nach seinem Fortgehen von den Mormonen, kurz bevor er zu den Antonianern kam, d. h. 1919 bis 1920, sei er zu allen möglichen Sekten gelaufen, weil er dort das Gesuchte zu finden hoffte, zu den Sabbatisten, der Pfingstmission, den Wiedertäufern, den Methodisten, der „Gemeinde Gottes", den Bibelforschern. Er könne sich ganz gut in solche Menschen hineindenken, es sei ihm ja ganz gleich gegangen, er sei „in ein Feuer hineingekommen", er war „in einer andern Welt, wie von einem Strom mitgerissen", er habe „nicht rechts und links gesehen". Auf die Frage, wie es jetzt mit ihm stehe, erklärte er, jetzt sei es wie beim Most, der vergoren sei. „Wie das über mich kam, fing er wieder an, ist es mit voller Kraft über mich gekommen." Auf die Frage, ob das jetzt nicht mehr so sei, erklärte er: „ich mußte es durchmachen, ob ich wollte oder nicht, ein zweitesmal würde ich den Verstand walten lassen und 100mal überlegen und mir sagen, daß es für mich keinen Zweck mehr hat. Es soll alter Wein werden, der gärt auch nicht 2mal; ich wollte es ausprobieren, ob der Gott mich auch wieder erretten würde, der mich hineingestoßen hat.“ Noch 2 Jahre später, im Juni 1926, als er wieder auf die Zeit seiner Internierung zu sprechen kam, erzählte er, er habe zeitweise nicht gern gearbeitet und sei dabei ganz seinen Stimmungen unterworfen gewesen. Das habe seine 1. Frau gewußt. Oft ging er lieber den ganzen Tag ohne zu essen auf einen Berg, und im Militärdienst auf irgendeinen einsamen Punkt, nur um allein zu sein. Auf die Bemerkung, es habe wohl schon lange gemottet (geglimmt) in ihm, erklärte er, das sei gewesen wie ein Feuer, das einmal heraus mußte, wie ein Vulkan. Dann kam der Tod der 1. Frau und die Uneinigkeit mit der 2. dazu; er sei dann wie in einem Rausch gewesen. Auf unsere Bemerkung, er habe eigentlich in einer andern Welt gelebt, erklärte er, und doch habe er auch wieder alles wahr genommen, was in dieser Welt vorging. (Warum er es eigentlich getan habe ?) Er wollte einfach sehen, was dabei herauskomme. Heute könnte er es nicht mehr, aber damals sei er „in so einer Ekstase“ drin gewesen, dachte, nun wolle er einfach sehen, ob die Verheißung stimme von dem, der da wartet 1335 Tage.“ Sobald er die äußern Sorgen los war, erzählte S. ein andermal, habe er sich völlig eins gefühlt, trotzdem er sich in der Zelle befand. Jetzt habe er umgekehrt die „geistige Zufriedenheit“, müsse sich nicht mehr fragen, was muß ich nun tun, was ist das Rechte, darum werde die Arbeit ihm heute wieder zur Freude, er habe damals gedacht, trachtet am ehesten nach dem Reiche Gottes, so wird euch alles andere zufallen. Auf die Frage, ob er nie Zweifel verspürt habe, erklärte er, das nicht, er habe sich nur manchmal gefragt, „handle ich auch richtig“, das habe er sich fast jeden Tag gefragt und dann wieder um so intensiver nachstudiert in der Bibel. Ob er nie ein schlechtes Gewissen hatte ? Darüber sei er in der Anstalt völlig hinweggekommen, nach dem Wort, „ich werfe hinter mich, was vergangen, siehe, es ist alles neu geworden“. Auch heute könnte er sich mit dem besten Willen kein schlechtes Gewissen machen, „ich habe einfach nach meiner Erkenntnis der Schrift gehandelt“. „Wenn einer der Erkenntnis seines Gewissens vollständig folgt, kann er sich kein Gewissen machen. Erst wenn ihm der Zweifel kommt, daß es noch etwas Besseres gibt, kann ihm das schlechte Gewissen kommen, daß er es mit dem Gewissen nicht mehr vereinbaren kann.“ Er habe aber nichts besseres gefunden, als was er im Buche Unternährers und der Schrift fand.

Bei der ersten Unterredung, die wir außerhalb der Zelle führten, äußerte S. spontan: „Ich bin nicht ein Mensch, der kann abgeschlossen sein, ich habe auch gern Umgang mit andern. Es war bitter schwer für mich, in der Zelle zu sein.“ Auch ein anderes Mal erzählte er, wie schwer es ihm manchmal geworden sei, in seinem Entschluß, 3 Jahre in der Anstalt zu bleiben, auszuharren. Hätte er damals noch für etwas anderes Sinn gehabt und ebensosehr den Wunsch gespürt, draußen zu arbeiten, wie drin zu bleiben, so wäre er längst schwach geworden. Auch so habe er sich manchmal auf dem Boden herumgewälzt und um die Aufrechthaltung seines Entschlusses gerungen, natürlich nur, wenn er sicher war, nicht überrascht zu werden. Sobald er jemand hörte, habe er die gewohnte Einstellung gezeigt, mit der er sich „wie mit einer Mauer umgeben“ habe, um nicht nachzugeben.

Als wir 2 Jahre nach seiner Entlassung aus der Anstalt noch einmal auf diese Zeit zu sprechen kamen, erklärte S., daß er dieses Leben wohl körperlich nicht länger ausgehalten hätte, als bis im März 1924. Seine Umstellung wäre zwar vielleicht ohne die Lungenentzündung nicht so rasch erfolgt, jedenfalls sei ihm die Krankheit damals „Mittel zum Zweck“ gewesen, um wieder ein Hemd anzuziehen und Kleider anzulegen, aber von jeher habe er vorgehabt, nach der Frist von 1335 Tagen wieder zu arbeiten.

Bei einer der ersten Untersuchungen fragten wir S., was er daraus schließe, daß seine Erwartung nicht eingetroffen sei, worauf er zur Antwort gab, er sei nicht mehr der Eiferer wie früher. Er werfe aber den Glauben nicht über Bord, auch wenn seine Hoffnung getäuscht sei. Er habe wenigstens für das, was er geglaubt habe, alles getan, sei dafür eingestanden und vor nichts zurückgeschreckt. Auf die Frage, worin er den Irrtum seines bisherigen Glaubens sehe, erklärte er, wie bei andern Gelegenheiten, wenn er früher eine andere Weltordnung nach außen erwartet habe, so „steige er jetzt nur in sich selbst hinab", nach dem Wort, das Himmelreich kommt nicht mit äußern Gebärden.

Wiederholt besprachen wir mit S. seine Einstellung gegen die Ärzte. Er sei mißtrauisch gewesen, bemerkte er, er dachte, man wolle ihn zum Nachgeben zwingen, um nachher zu frohlocken. Er habe aber „nicht aus Rache geschimpft", sondern um den Ärzten zu widerstehen, weil er glaubte, daß sie ihn „hinunterbringen" wollten. Es sei aber auch Christus gewesen, der durch ihn zu den Ärzten sprach wie zu den Schriftgelehrten, denn auch die Ärzte verdrehten seine Worte, so daß er ihnen mißtraute. Als wir ihn ein andermal fragten, ob er einsehe, daß man ihn so behandeln mußte, bemerkte er nur, daß er sich vielleicht anders benommen hätte, wenn man versucht hätte, ihn zu verstehen; immer habe er sich gefragt, ob man sich einfühlen könne, wenn man mit ihm sprach. Er sei dann allmählich zugänglicher geworden, als die Ärzte anfingen, sich eingehender mit ihm zu beschäftigen. Auf unsere Bemerkung, die landläufige Auffassung des Christentums halte seine Schmähausdrücke nicht vereinbar mit einem heiligen Leben, gab er zur Antwort, wir hätten auch nie einen Straßenausdruck von ihm gehört, er sagte höchstens „Giftschlange", wie geschrieben stehe, „weh Euch·Ihr Schlangen und Otterngezücht" oder „Ochse und Esel", mit denen die Gottlosen verglichen werden. (Manchmal habe es ihm aber auch Freude gemacht.) Nein, wenn er dazu gelacht habe, so geschah es nur, damit man nicht meine, er sei niedergeschlagen; er wollte ein fröhliches Gesicht zeigen.

Wir erwähnten schon, daß wir mit S. die früheren Glaubensschwestern und seinen Bruder besuchten, die in andern Anstalten immer noch interniert waren. Zunächst wurden die 3 Schwestern aufgesucht, die mit ihrer Mutter vorübergehend in unserer Anstalt waren. Als ihn dort die Wortführerin unter den Schwestern fragte, ob er denn auch Steuern zahlen werde, gab S. zur Antwort, danach frage er gar nicht mehr. „Ich lasse mich durch Kleinigkeiten außen nicht mehr beeinflussen", den Gerechten sei zwar kein Gesetz gegeben, sie ständen über dem Gesetz, sei er aber außen gebunden, so lasse er sich auch durch ein Steuergesetz nicht „herabbringen".

In ähnlicher Weise versuchte S. 2 Tage später die Freundin der Geschwister B., die früher gleichzeitig mit ihm bei Familie B. gewohnt hatte und in einer andern Anstalt interniert war, zur Rückkehr in die „Welt" zu bewegen. Auch ihr erklärte er, „das Innere habe ich jetzt aufgebaut, jetzt gehe ich wieder meinen Weg. Ihr könnt zusehen, seid nicht mehr gebunden. Jetzt ist jedes frei und muß seinen eigenen Weg finden, im Geistigen gehen wir den gleichen Weg".

Am andern Tag wurde der Bruder besucht. Wir wissen, wie sehr S. von jeher an ihm hing, wie er bei der Internierung für ihn eingestanden war und bei jeder Trennung innerhalb der Anstalt immer wieder versucht hatte, sich mit ihm in Verbindung zu setzen. Er war daher bitter enttäuscht, als der Bruder sich gänzlich ablehnend gegen ihn verhielt, während der Unterredung immer unfreundlicher wurde und ihn schließlich mit einem Fluch entließ, erklärte aber sofort, er werde dann später wieder vorbeikommen, jetzt sei doch nichts zu machen.

Als S. von der Anstalt freien Ausgang erhielt, um sich nach Arbeit umzusehen, fand er schon nach wenigen Tagen eine Anstellung an einem Spital. Von dort aus besuchte er uns im 1. Jahre wiederholt, um die Besprechungen fortzusetzen, später von sich aus, um über sein Ergehen zu berichten. Er befindet sich heute noch immer an der gleichen Stelle, seit längerer Zeit im festen Anstellungsverhältnis, verrichtet neben seiner Arbeit im Garten die Dienste eines Hausburschen und vertritt nach Bedarf auch andere Angestellte. Mit Genugtuung erzählte er beim 1. Besuch, er merke gar nicht, daß er jahrelang nicht gearbeitet habe, so leicht gehe ihm alles von der Hand. Später war er besonders stolz darauf, daß er vertretungsweise die Heizung für das ganze Haus besorgen konnte und ohne Mühe die Bedienung der verschiedenen Anlagen verstanden hatte. Wir erkundigten uns auch bei seinem Vorgesetzten, den er selbst bei der Anstellung über sein Vorleben aufgeklärt hatte. Das eine Mal, nachdem er erst wenige Monate dort war, vernahmen wir, daß man mit seiner Arbeit in jeder Hinsicht zufrieden sei. Anderthalb Jahre später wurde zwar auch nicht über seine Arbeit geklagt, doch war es aufgefallen, daß S. sich für eine Lohnerhöhung, die man ihm außerhalb der gewohnten Ordnung gewährt hatte, nicht bedankt hatte und diese Vergünstigung als etwas Selbstverständliches hinzunehmen schien. Dabei wurde auch erwähnt, daß in seinem Verhalten manchmal eine gewisse Selbstüberschätzung zu erkennen sei. Es ist ihm aber auch seither gelungen, seine Stellung ständig zu verbessern.

In seiner freien Zeit blieb S. im Anfang meistens zu Hause und vertrieb sich die Zeit, indem er sich irgend etwas zimmerte oder Bücher las, die er sich bei uns oder anderswo holte. An freien Tagen besuchte er ab und zu seine früheren Glaubensgenossen, aber nur, wenn sie ihn dazu aufforderten. Von sich aus erzählte er einige Monate nach seiner Entlassung, daß nur der engere Kreis von 4 Antonianern, die ihn auch in der Anstalt besucht hatten, sein Geheimnis vom Baume des Lebens kennen, zu den andern spreche er nur die „Blumensprache". Wenn einer von seinen Freunden auf den Gedanken käme, auch so etwas zu unternehmen wie er, so würde er ihn davor warnen, er habe es ja selbst durchgemacht, da könne er andern helfen, das Ziel auf weniger umständliche Art zu erreichen. Ein Jahr später erzählte er, mit seinen ehemaligen Glaubensgenossen verkehre er nicht mehr soviel, sie versuchten ihn immer wieder zu ihrer Gemeinschaft zu bringen, er wolle aber unabhängig sein. Auch äußerte er über die Antonianer, die er nur dem Namen nach kannte, „ich springe keinem nach, wenn einer etwas will, soll er zu mir kommen". Anfänglich schien er sich noch mehr als später für geheimnisvolle Bücher zu interessieren, in denen er seine eigenen Gedankengänge zu finden glaubte. So erzählte er wenige Monate nach seiner Entlassung von einem „Philosophenbüchlein" mit dem Titel „das goldene Vlies". Damit sei das Triebleben gemeint, das Metall bedeute den Samen, der sich erneuern lasse. Der Autor spreche im „Versteckten" von einer gewissen Zeit, in der der Mensch sich enthalten müsse; erst wenn er alles in sich gesammelt habe, müsse das gemeine Metall in Gold verwandelt werden. Auch in dem Buche Rabbi Nachman von Martin Buber, das wir ihm geliehen hatten, bedeute das „inbrünstige Beten" das Samenessen, und auf unsere Frage, wieso er wisse, daß Buber das meine, erklärte er, weil er den Baum des Lebens genau kenne. Zaddik sei der Mittler zwischen Gott und Menschen, der Mittler, der im Himmel und auf Erden sei, d. h. im natürlichen Menschen, im Körper, und im geistigen Menschen, im Innern.

Bei einem Besuche in seinem Zimmer zeigte S. uns vor etwa einem Jahre auch die Bücher, die er in der Bibliothek geholt hatte. Es waren lauter Romane mittlerer Güte, kein einziges religiöses Buch. Ein andermal erzählte er lachend, daß er den Tarzan (ein Urwald-Modebuch, das damals in jedem Bücherladen ausgestellt war) soeben zu Ende gelesen habe, er mache es eben in allem so, wenn er bei einer Sache sei, so denke er nichts anderes, bis er damit fertig sei.

Mit den andern Angestellten kommt S. gut aus, ohne sich näher mit ihnen einzulassen. Als Jüngster, d. h. zuletzt Eingetretener, erzählte er anfänglich, werde er auch am meisten ausgenützt, er genieße aber das Vertrauen der Wirtschafterin, der Tochter des Verwalters, die bei jeder Gelegenheit an ihn gelange, und zwar meist freundlich, nicht nur in befehlendem Tone. Es mache ihm ja nichts aus, sich anzupassen, früher hätte er sich von einer Frau nicht gern etwas sagen lassen, „wie das ja die meisten Männer haben", da sei er sofort „oben hinaus" gegangen (wütend geworden), wenn ihm etwas nicht paßte, jetzt könne er sich besser beherrschen. Die andern Angestellten hätten wohl schon etwas gehört, daß er in der Irrenanstalt war, da sie Beziehungen zu Wärtern hätten, sie getrauten sich aber wohl nicht, etwas zu sagen, es würde ihm ja auch nicht viel ausmachen, weil ihm die andern mit den Gesprächen, die sie führten, nichts vorzuwerfen hätten, und er nicht dümmer sei als sie. Später wunderte sich S. über sich selbst, daß er „so rauh" geworden sei, zwar fluche er auch heute noch nicht, er antworte aber oft in demselben Ton, auch wenn man ihn rauh anrede.

Bei einem seiner letzten Besuche, als S. von seiner Arbeit sprach, erklärte er, was er einmal gesehen habe, könne er auch selbst machen, er habe nie Schwierigkeiten gehabt, eine praktische Aufgabe zu verstehen. Auf die Frage, ob er bei andern Arbeiten Mühe habe, gab er aber zu, daß ihm z. B. beim Besorgen der Wage die Berechnung Mühe mache, er werde schon damit fertig, brauche aber länger als ein anderer, und sehe immer darauf, daß ihm keiner zuschaue und sehen könne, wieviel Zeit er zum Ausrechnen brauche. Rechnen sei immer seine Schwäche gewesen, rückte er nun heraus; wenn es in der Schule ans Rechnen ging, habe er nur widerwillig gearbeitet. Als wir nun noch die Frage stellten, ob er einmal eine Klasse habe repetieren müssen, kam er sichtlich in Verlegenheit und erklärte, darüber habe er noch keinem Menschen Auskunft gegeben, außer seiner Frau. Dann schwieg er eine Weile und schien zu überlegen, gab dann aber auf nochmaliges Fragen an, daß er nur bis zur 5. Klasse gekommen sei und jede Klasse repetiert habe, was in Wirklichkeit gar nicht stimmt. In erster Linie meinte er dann, habe es ihm von jeher an Eifer gefehlt, er habe nie lernen *wollen*, daneben sei er aber jedenfalls auch „schwach" gewesen. „Intelligent bin ich nie gewesen", aber er habe es nun doch weiter gebracht, als viele, die in der Schule besser waren, wenn er das Schicksal von Kameraden mit dem seinigen vergleiche, trotz seiner 3jährigen Internierungszeit. Und als S. bei seinem letzten Besuch im Januar 1927 dazu kam, wie die Briefe an seine erste Frau, die wir mit seiner Einwilligung von der Schwiegermutter erhalten hatten, gelesen wurden, bemerkte er lachend, da gebe es schöne orthographische Fehler.

Es bleibt nun noch zu berichten, wie sich das Verhältnis zwischen S. und seiner Familie gestaltet hat. Als er vor seiner Entlassung aus der Anstalt zum erstenmal über seine Zukunft sprach, äußerte er, er wolle jetzt der Frau nicht „mit der Türe ins Haus springen", sondern sich ihr Zutrauen langsam erringen, „sonst könnte sie sich wieder abwenden". Ein anderes Mal war die Rede von seiner Einstellung zum Geschlechtsverkehr, falls er wieder zu seiner Frau zurückkehren sollte. Er bemerkte, darüber denke er selbst noch nach, auf der einen Seite wäre Onanie und sexueller Verkehr für ihn Sünde, weil er dann Gott von sich stoße. Auf der andern Seite habe er nun den Menschen neu aufgebaut und könnte Verkehr haben, ohne zu sündigen, „d. h. an mir könnte ich nicht mehr sündigen, aber am Bruder, am Nächsten". Er müsse aber erst einen Beweis haben, daß er unsterblich sei, denn jetzt sei es nur „nach Glaube und Erkenntnis". Er könne unsere Auffassung, daß das eine Einbildung sei, heute noch nicht widerlegen, das müsse die Zeit erst erweisen. Gegen seine Frau, mit der er nun verkehren könnte, würde er aber sündigen. Denn so wie Adam von dem Apfel der Eva aß, um ihr gleich zu sein, müßte nun die Frau, mit der er verkehre, sich „versöhnen", d. h. von seinem Samen essen, damit beide gleich seien. Wie lange sie davon essen müßte, das würde sich zeigen, darüber könne er noch keine Auskunft geben, weil er selbst noch daran herumstudiere. Wenn er aber nach Hause komme, und die Frau sei wieder geneigt zum intimen Zusammenleben und habe das Vergangene vergessen, so wäre er vielleicht nicht der, der es nicht täte, das werde sich zeigen. Dabei lachte er sehr natürlich. Er lasse heute an sich herankommen, was geschehe, wie bei der Arbeit. „Ich nehme die Zukunft entgegen und bin in mir selber zufrieden und glücklich." 4 Tage nach diesem Gespräch wurde S. eine kurze Mitteilung seiner Frau an die Direktion der Anstalt gezeigt, in der sie erklärt, sie sei damit einverstanden, wenn ihr Mann wieder arbeite, sie werde jedoch nie mehr mit ihm zusammen leben. S. nahm diese Nachricht mit sichtlicher innerer Bewegung, aber mit Selbstbeherrschung auf, seufzte mehrmals tief und erklärte dann, es werde wohl die Schwiegermutter dahinter stehen. Die Frau sei eben auch empfindlich, weil er nie geschrieben habe, „kommt Zeit, kommt Rat". Die Kinder bekomme er später ja doch wieder, wenigstens die beiden von der ersten Frau. Als wir ihn bei dieser Gelegenheit nochmals über seine Einstellung zum sexuellen Verkehr fragten, war ihm anzusehen, daß die Frage für ihn eine entscheidende Rolle spielte. Er verstehe sehr wohl, bemerkte er, was eine junge, 30jährige Frau von ihrem Manne erwarte, er müsse aber seinen Weg weiter verfolgen, um zu sehen, was dabei herauskomme. Die Enthaltsamkeit falle ihm manchmal sehr schwer, aber er bezwinge sich. Er sei höflich mit allen weiblichen Angestellten, hüte sich aber, ihnen näher zu treten. Es sei ja nicht ausgeschlossen, daß er seine Idee über den Weg der Vervollkommung (durch Samenessen) später aufgebe, aber vorher müsse er innerlich überzeugt sein, daß sie zu nichts führe. Innerlich stehe er nach wie vor über dem Gesetz, wenn er sich auch allen sozialen Anforderungen füge. Auf unsere Bemerkung, daß aber zum Gemeinschaftsgedanken auch die Unterwerfung unter die natürlichen Lebensgesetze gehöre, daß er seine Natur vergewaltige, und daß es bei ihm nie zu einer innern Entspannung komme, gab er zu verstehen, daß er sein Verhalten als Treue gegen seine Idee auffasse, zu der er durch die Bibellektüre und eigene Überlegung gekommen sei. Er bemerkte auch, daß er noch immer viel in der Schrift lese. Die Gemeinschaft bestehe für ihn darin, daß die Seelen der Abgeschiedenen in ihm leben. Auch bei diesen Gesprächen zeigten sich im Gesichtsausdruck bei S. weder Sperrungen noch Leere. Die Worte und Bewegungen verrieten bei aller Beherrschtheit ein starkes Gefühlsleben mit der Fähigkeit zu ganz unmittelbaren Reaktionen. Das war $3^1/_2$ Monate nach seiner Entlassung aus der Anstalt. Auch im März 1925 hatte er noch nichts von zu Hause vernommen. Als er dann aber nach längerer Pause im Februar 1926 wieder erschien, erzählte er ausführlich, wie er im November 1925, als er 1 Woche Ferien hatte, zum erstenmal wieder bei seiner Familie gewesen sei. Die Frau sei zuerst erschrocken und reserviert gewesen, er habe sich aber die Herzen bald wieder „im Sturm erobert". Auch Weihnachten, erzählte er, sei er 2 Tage dort gewesen und Ende Januar 3 Tage. Jedesmal sei es schöner gewesen. Schon beim ersten Besuch habe der Knabe nach der ersten Viertelstunde an ihm gehangen. Wenn die Frau ihn früher schon so gern gehabt hätte, wäre er vielleicht auch nicht fortgelaufen. Aber auch die Brüder der Frau, die von jeher gegen ihn gewesen seien, wären jetzt nett zu ihm.

Bei diesem Besuch hatte S. Schwierigkeiten, von den intimen Beziehungen zu seiner Frau zu sprechen, fing auch nicht wie andere Male von sich aus davon zu reden an. Schließlich stellte sich aber heraus, daß gerade diese Frage ihn sehr beschäftigte, nicht etwa aus religiösen Gründen, er sei überzeugt, daß er ohne Skrupel sexuell mit ihr verkehren könne, da habe er keine Angst, hingegen beschäftige ihn die Frage der Konzeption. Sie hätten die Frage des sexuellen Verkehrs miteinander besprochen, aber nicht gewußt, wie sie es anstellen sollten, um eine Konzeption zu verhüten. Hierauf hörte er sich ruhig unsern Vorschlag an, sich die Samenleiter unterbinden zu lassen, erklärte aber, er wolle sich das noch überlegen und mit der Frau besprechen, er sei auch froh, wenn wir mit der Frau darüber reden wollten. Auch die andern Mittel zur Konzeptionsverhütung wurden besprochen, die Möglichkeit einer Sterilisation der Frau aber absichtlich nicht erwähnt. Er sah aber ein, daß etwas unternommen werden müsse, weil ein späteres eheliches Zusammenleben mit der erst 32jährigen Frau ohne Regelung des sexuellen Verkehrs nicht anzuraten sei. Bald darauf hatte S. sich zu dem Eingriff entschlossen und drängte nun sogar darauf, daß die Operation noch im März 1926 durchgeführt werde, „weil er Ostern zu seiner Frau möchte".

Die jetzige Frau des Expl. ist eine noch jung aussehende, wohl gebaute, gesunde Frau, die bei unserm Besuch einen ruhigen, freundlichen, beherrschten, aber keineswegs verkrampften Eindruck machte. Sie war anfänglich sichtlich verlegen, wartete, bis sie angesprochen wurde, verlor dann aber bald ihre Befangenheit und erzählte nun sehr klar und bestimmt, gewissenhaft überlegend und stets bemerkend, wenn sie bei einer Angabe sich nicht genau an die einzelnen Tatsachen erinnerte, die uns interessierten. Von ihrer eigenen Lebensgeschichte sei nur erwähnt, daß auch sie Mormonin wurde und es bis heute geblieben ist. Sie spricht aber davon nicht nach Art fanatischer Sektierer oder frömmelnder Frauen, sondern mit einer natürlichen, nüchternen Gläubigkeit. Als S. 2 Jahre interniert war, besuchte sie ihn, wie bereits berichtet wurde. Als sie jetzt einmal zu ihm sagte, es komme ihm gewiß merkwürdig vor, daß er so lange aushalten konnte, habe S. ihr bemerkt, diese eiserne Energie brächte er heute nicht mehr auf; er glaube auch nicht, daß er krank gewesen sei; sie habe anfänglich vermieden, von der Zeit in der Anstalt zu reden, er erzählte aber von selbst davon und rede darüber jedesmal vollkommen klar. Sie habe die Auffassung, ihr Mann habe an einer fixen Idee gelitten, sie hätte ihn schon aus Mitleid nicht zurückweisen können, als er im November 1925 zum erstenmal wieder zu ihr kam. Heute wolle sie lieber ihm alles zuliebe tun, was sie früher eben auch nicht getan habe, sie lasse ihn auch in allem vollkommen machen, frage ihn seither wegen aller Entscheidungen um Rat und habe keine Geheimnisse vor ihm. Er füge sich aber allem, was sie vorschlage, sage immer, das überlasse er ihr, sie habe es ja nun solange recht gemacht. „Er trägt mich fast auf den Händen", bemerkte die Frau. Nur bei der Kindererziehung verheimliche sie ihm vorläufig alle Schwierigkeiten, weil sie noch fürchte, er könnte die Kinder wieder schlagen. Sie hingen aber wieder alle an ihm, am meisten der Knabe, der bei seinen Besuchen nicht von seiner Seite weiche. Ihre beiden Brüder hätten geäußert, daß S. ihnen einen guten Eindruck mache, sogar der eine, der früher unversöhnlich gegen ihn war. Auch der Hausmeister habe bemerkt, S. sei gar nicht mehr der gleiche wie früher, er habe sich zu seinem Vorteil verändert. Als S. das letztemal bei ihr gewesen sei, habe er ihr eingestanden, sie könne sich gar nicht denken, wie sehr er sich geschämt habe, als er das erstemal an seinen früheren Wohnort kam, er habe gedacht, „alle sehen es ihm an". Heute wolle er eben gar nichts mehr sein, nur im großen Haufen verschwinden. Er habe auch nichts dagegen, daß sie bei den Mormonen bleibe und die Kinder in dieser Gemeinschaft erziehe. Er habe sich nur etwas von oben herab über diese Kirche geäußert. Er sorge jetzt auch materiell für die Familie, schicke ihr regelmäßig Geld, und zimmere in seiner freien Zeit nützliche Gegenstände für den Haushalt.

Als S. uns im Juni 1926 besuchte, nachdem die Vasektomie durchgeführt worden war, erzählte er, er habe sich im Spital gelangweilt, er könne nicht mehr begreifen, das er es in der Anstalt 3 Jahre ausgehalten habe, jetzt würde er offen gestanden verrückt, wenn er solange eingesperrt würde, am wohlsten sei ihm bei der Arbeit, oder wenn er sich in der freien Zeit für sich beschäftige. Er lese auch noch, gerade jetzt den Koran, weil es ihn interessiere, was andere über die Religion gedacht, aber er grüble nicht mehr. Er glaube nicht mehr an einen Gott wie vor der Internierung, Gott sei das Leben, „wir leben in Gott, wir sind in Gott, Gott in uns, Gott um uns“. Gott sei das Weltall, „wir sind eigentlich alle Götter und beherrschen das Leben, und das Innere beherrscht das Äußere“. Diesmal sprach S. viel ruhiger über dieses Thema als vor 2 Jahren. Bei einem seiner letzten Besuche im November 1926 erinnerte er sich, daß er vor einem Jahr zum ersten Male wieder zu seiner Familie gekommen sei, anderthalb Jahre nach seiner Entlassung aus der Anstalt. Er habe doch zuerst wieder etwas sein wollen, und etwas Verdienst haben, bevor er sich zu Hause zeigte. Vor dieser Zeit sei er mit dem Geld weniger sparsam umgegangen als jetzt. Seit der Operation fühle er sich körperlich noch wohler als sonst, das Zusammenleben mit der Frau sei nun ganz in natürliche Bahnen gekommen. Er hat zur Zeit keinen andern Wunsch, als seine jetzige Stelle zu behalten, und hofft, später eine Wohnung nehmen zu können, um ganz mit seiner Familie zusammen zu leben.

## Psychologische Analyse und Diagnose.

Es soll nun versucht werden, in dem bisherigen Material, das der Übersicht halber nach zeitlichen, zum Teil auch nach inhaltlichen Zusammenhängen geordnet wurde, die Bedingungen nachzuweisen, die den Verlauf dieses eigenartigen Lebens verständlich machen können.

Fragen wir uns zunächst, wodurch dieses Schicksal uns auffällt, inwiefern es sich von anderen unterscheidet, die wir gewohnt sind, dem Bereiche des Normalen zuzurechnen, so läßt sich von der frühesten Kindheit bis zum 26. Jahre ein Lebensabschnitt abgrenzen, der ohne Kenntnis des Innenlebens nicht auffällig erscheint, zum mindesten nicht den Eindruck des Krankhaften erweckt. Bis dahin kann von einer leidlichen sozialen Anpassung gesprochen werden, die dem jungen Manne trotz äußerster Verwahrlosung in der Kindheit und trotz ausgesprochener Neigung zur Vagantität in den Jünglingsjahren gelungen ist. Wir würden dabei annehmen, daß die Erziehungsanstalt, in die er „ohne die allerprimitivsten Begriffe menschlicher Gesittung“ eingeliefert wurde, das Verlangen nach sittlichem Halt in ihm geweckt habe, das ihn später nach einem unsteten Leben wieder zu einer religiösen Gemeinschaft trieb, und wir würden die Unbeständigkeit in seinem Berufsleben damit erklären, daß er gegen seine Neigung zu einer Lehre gezwungen wurde, die ihm nicht zusagen konnte, daß er aber schließlich als Gärtner die Befriedigung fand, deren er zur Gründung einer gesicherten Existenz bedurfte. Auch die Trennung von den Mormonen ließe sich durch die erlittenen Enttäuschungen erklären, zuerst beim Verlust der Präsidentenwürde in L., die er begreiflicherweise als Zurücksetzung empfand, und bald nachher beim Tode der Frau, als die Gemeinde ihm nicht so half, wie er es hatte erwarten können. Die zweite Heirat beweist sodann den guten Willen, sich gegen sein Schicksal zu wehren und auch den neuen, schweren Lebensbedingungen anzupassen. Von da an beginnt sein Verhalten aber zu befremden, er verläßt eine Stelle, die er in der Nähe des neuen Wohnortes gefunden hat, angeblich weil die anderen Arbeiter ihn schikanieren, er quält die Frau durch seine Launenhaftigkeit und prügelt seine Kinder, und schließlich läßt er die Familie im Stich, um nur noch für seinen eigenen Unterhalt besorgt zu sein. Man vernimmt nur, daß er sich einer neuen religiösen Sekte angeschlossen hat, die wenig bekannt ist, und daß er sich bei seiner Heimatgemeinde um ein kleines Erbe seiner Kinder beworben hat, um es für sich zu verwenden. Damit ist dem allgemein menschlichen Verständnis eine Grenze gesetzt. Es bliebe nur die Annahme, daß der frühere Hang zum Vagantentum sich wieder bemerkbar machte, daß S. jeden inneren Halt verloren hatte und auf diese Weise sich der Sorge für seine Familie zu entledigen suchte. Dieser Auffassung entsprachen auch die ersten Maßnahmen der Behörde.

Das weitere Verhalten des pflichtvergessenen Familienvaters drängte aber bald zu einer Erklärung anderer Art. Er setzte sich nicht zur Wehr, als man ihn schließlich bei einer Familie ausfindig machte, bei der er sich seit Wochen untätig aufgehalten hatte und benützte auch nicht die Gelegenheit zur Flucht, die ihm bald darauf in der Heimatgemeinde reichlich geboten war. Er verweigerte jede Arbeit, erklärte, er sei Christus und verteidigte sein Verhalten mit Bibelsprüchen. Sein jetziges Benehmen fiel so sehr aus dem Rahmen seines bisherigen Lebens, daß die Annahme einer Geistesstörung nicht mehr zu umgehen war; auch die Internierung in einer Irrenanstalt vermochte ihn nicht einzuschüchtern.

Der Gedanke liegt nun nahe, diese seelische Krise und das ganze Verhalten des Mannes während der Internierung als schizophrenen Schub aufzufassen, der im Laufe von ungefähr 2 Jahren mit der gänzlichen Ablehnung der Außenwelt und dem Verluste jedes affektiven Rapportes zu seiner Umgebung den Höhepunkt erreichte, um dann von selbst in einer etwas kürzeren Zeit allmählich wieder abzuklingen. Da S. sich seither auch in sozialer Beziehung viel selbständiger gezeigt hat und sein Zustand seit nunmehr 3 Jahren keinen ernsten Schwankungen mehr unterworfen war, könnte der Fall dann als ein Beispiel gelten für die Verbesserung der Anpassungsfähigkeit eines Psychopathen nach einer durchgemachten Psychose.

Bevor wir uns aber mit dieser Diagnose begnügen, soll untersucht werden, ob der Zustand des Mannes während der Internierung sich nicht als eine Krise im Verlauf der Entwicklung seelischer Konflikte und als Reaktion auf schwierige äußere Verhältnisse erklären läßt, so daß von einer funktionellen und reaktiven Störung gesprochen werden könnte, die den Charakter einer Psychose angenommen hat. Wenn dies der Fall ist, so müssen sich schon früher Charakterzüge oder neurotische, d. h.

auf unerledigten Konflikten beruhende Symptome nachweisen lassen, die unter bestimmten Bedingungen zu einer Krise führen konnten.

Der früheste Zug, der uns bei S. auffällt und zugleich am beständigsten immer wieder in Erscheinung tritt, ist ein *unbändiger Trotz*, eine *Auflehnung gegen jede Autorität*. Als Knabe versucht er sich mit ungewöhnlicher Hartnäckigkeit um den Schulunterricht zu drücken, stört denselben, wo er kann und leistet nach dem Urteil der Lehrer vor allem aus Mangel an Lerneifer so wenig, daß er 3mal die unterste Schulklasse besuchen muß. Dagegen läßt er seinem Übermut gern freien Lauf. Während seiner Lehrzeit bei einem Wagner besucht er zuerst die Handwerkerschule, geht dann aber einfach nicht mehr hin, „weil er nicht gehorchen konnte". Der Meister, der wohl zugibt, daß er selbst nicht immer die nötige Geduld mit ihm hatte, hebt seinen Trotz und sein freches Benehmen hervor, gibt ihm aber das Zeugnis, daß er der tüchtigste Bursche gewesen wäre, wenn er verstanden hätte, sich unterzuordnen. Der Knabe selbst sah zwar diese Lehrzeit immer als etwas Aufgezwungenes an und wollte deshalb nachher nichts mehr von diesem Berufe wissen. Seine Opposition galt aber auch allen Vorschriften seines Meisters, der bei dem jugendlichen Alter des Burschen auch für sein persönliches Verhalten verantwortlich war; S. rauchte aus Opposition, während er sich einem Abstinentenverein anschloß, weil man ihm den Alkoholgenuß freigestellt hatte. Er war immer schmutzig und unordentlich, trotzdem sich nach dem Berichte der Erziehungsanstalt seine frühere Verwahrlosung bis zu seinem 16. Jahre bedeutend gebessert hatte. Wir gehen wohl nicht fehl, wenn wir die Vermutung aussprechen, daß auch das Bettnässen bei S., das sich erst nach der Lehrzeit gänzlich verlor, mit seiner Trotzeinstellung zusammenhing. Wie sehr seine Unfähigkeit, zu gehorchen, ihm die Anpassung erschwerte, schilderte S. selbst in seinen späteren Briefen an seine Braut, er spricht von einer Demütigung, wenn er in einer Zeit schlechter Verdienstmöglichkeiten „sich von jedem Italiener befehlen lassen muß" und fügt hinzu, er wäre früher bei einer solchen Arbeit fortgelaufen. Er warnt seine Braut, mit Gewalt etwas von ihm zu verlangen, denn gegen Gewalt empöre sich sein Herz, das hätten schon viele erfahren müssen.

Neben dieser Bereitschaft zu Trotzreaktionen finden wir bei S. schon früh eine große *Liebebedürftigkeit* und *Weichherzigkeit*, die allerdings nicht oft zum Ausdruck kam. An seinem 6 Jahre älteren Bruder hing der kleine Knabe „wie eine Klette", vom 1. Schuljahr in der Erziehungsanstalt erzählt er selbst, er sei damals zu einer netten Lehrerin gekommen und ziemlich fleißig gewesen, weil sie ihn verstand. Sein Lehrmeister hat ihn während der ganzen Lehrzeit nie weichherzig gesehen, außer beim Abschied, bei dem S. weinte, trotzdem er vorher behauptet hatte, man behandle ihn wie einen Hund. Auch er selbst sagt von sich, er sei immer weichherzig gewesen und habe schon als Knabe trotz seiner Wildheit keine Tränen sehen können, ohne selbst zu weinen. Auch heute noch könne eine ergreifende Geschichte ihn zu Tränen rühren. Das Verhältnis zu seiner Braut bot ihm endlich Gelegenheit, sein Verlangen nach Liebe ungehemmt zu äußern; diesem Gefühle entsprechen die natürlichsten Stellen in seinen Briefen. Hier äußert er auch, wie er schon in seiner Jugend nach Liebe gesucht habe, „wer gut gegen mich war, den hatte ich lieb, wer es auch war". Er kann das Gefühl „gar nicht beschreiben", endlich geliebt und verstanden zu werden. Hier zeigt sich aber, daß die Sehnsucht geliebt zu werden, das Verlangen zu lieben überwiegt, nicht der Gedanke, sich für die Braut einzusetzen und ihr alles zu opfern, sondern die Freude, ihre ganze Liebe zu besitzen, findet immer wieder ihren Ausdruck.

Auch das Verlangen nach sexueller Betätigung setzt sich bei S. sehr spät durch. Er gibt an, daß er während seiner Lehrzeit bei anderen Burschen die Onanie kennengelernt, sich selbst aber erst mit 19 Jahren, also nach der Lehrzeit zum ersten Male auf diese Weise befriedigt habe. Mädchen gegenüber behielt er auch später eine ausgesprochene Scheu. Bei der Offenheit, mit der er uns über seine Erlebnisse berichtet hat, erscheint es glaubhaft, wenn er angibt, er habe während seines ganzen Wanderjahres in Deutschland nie etwas „mit Weibspersonen" zu tun gehabt und eine Zirkusgesellschaft nach einiger Zeit wieder verlassen, „weil ihm die Leichtfertigkeit der Leute verleidet sei". „Aus lauter Scham", und weil er nicht gewußt hätte, wie anfangen, habe er sich mit keinem Mädchen eingelassen. Außerdem hatte er noch von der Spitalzeit her Furcht vor Ansteckung, denn als Pfleger hatte er auch mit geschlechtskranken Männern zu tun gehabt. Von einem Mädchen, das ihn zu den Mormonen brachte, wandte er sich wieder ab, weil sie ein uneheliches Kind hatte und sich noch mit anderen Burschen abgab. Als er damals enttäuscht dieser Gesellschaft den Rücken kehrte und noch einmal für kurze Zeit mit der Jahrmarktsbude seiner Schwester herumzog, kam es zum ersten sexuellen Verkehr, denn dort „laufen einem die Mädchen ja nach". Am Tage nachher litt er unter Erektionen und lebte in der beständigen Furcht, eine Geschlechtskrankheit erworben zu haben, und als die anderen Burschen eine Woche später ihn aufforderten, mit einem Mädchen zu verkehren, bei dem sie alle schon genächtigt hatten, weigerte er sich, es ihnen gleich zu tun, denn „in so einen Sumpf" wollte er doch nicht hineinstehen. *Seine sinnlichen Neigungen befanden sich also damals in einem Zwiespalt mit einer knabenhaften Scheu.* Das zeigt sich auch 2 Jahre später in seinem Verhältnis zur Braut. Er bejaht zwar sein Verlangen nach Zärtlichkeit, er verwirft auch die asketischen Anschauungen eines anderen Soldaten und möchte keinen Eisklotz zur Frau haben, sondern so lieben, „wie es die wahre Liebe verlangt". Er bereut aber immer wieder, daß er schon im Anfang seiner Bekanntschaft sexuelle Befriedigung bei ihr gesucht hatte. Denn nur so erklärt es sich, wenn er immer wieder die Reinheit ihrer Beziehung betont und Gott bittet, ihm immer jene Nacht, in der die Braut seinetwegen geweint, vor Augen zu halten, damit er allen Versuchungen entsagen könne.

Die klinischen Erfahrungen und die Ergebnisse der Psychoanalyse haben gezeigt, daß die *Ambivalenz in den Betätigungen des Sexualtriebes* in engem Zusammenhang steht mit dem Verhalten eines Menschen gegenüber den Anforderungen der Wirklichkeit. Diese Unsicherheit ist oft Ursprung und Vorbild aller Schwierigkeiten im praktischen Leben und wird wiederum verstärkt durch die Mißerfolge, denen sie zugrunde liegt. Sie wird als ein Versagen empfunden und verallgemeinert sich bald zum Gefühle mangelnder Männlichkeit. So treffen wir auch bei S. eine große Empfindlichkeit gegen jeden Zweifel an seinen männlichen Eigenschaften. Er spürt, daß die Mutter der Braut seine ungesicherte Existenz bemängelt, es tut ihm weh, daß sie ihr seinetwegen Vorwürfe macht, und er tröstet sich damit, daß die Zeit noch kommen werde, in der er beweisen kann, daß er ein Mann ist, der für seine Familie sorgen und auch entbehren kann. Auch der Schwester der Braut will er zeigen, daß er „überwinden" kann, er verschiebt seinen Urlaub in dieser Absicht.

Eine andere Quelle früher Enttäuschungen war zweifellos das Versagen in der Schule. Von allen Dingen, die zu sagen ihm Mühe machte, hat S. seine *Schwachbegabtheit* am längsten verschwiegen. Er gab zwar schon bei Besprechung seiner Lebensgeschichte zu, daß er „im Theoretischen, nach dem Schulwissen" immer etwas hintennach war, betont aber, daß er „in der eigenen Kombination" den anderen voraus, z. B. bei Spielen der Schnellere war. Er erzählt aber erst zu allerletzt, daß er nur 5 Klassen besucht habe, die unterste 3mal, und übertreibend fügt er sogar hinzu, er habe auch alle andern Klassen wiederholen müssen. Er schämt sich noch heute seiner mangelhaften Orthographie und seiner Schwäche im Rechnen, hebt dagegen hervor, daß er nie Schwierigkeiten hatte, eine praktische Aufgabe zu verstehen. Intelligent bin ich nie gewesen, erklärt er nun von sich selbst, und tröstet sich damit, daß er es nun doch weiter gebracht habe als viele andere, die in der Schule besser mitkamen. Und als er sich nach der langen Internierung darüber hinwegsetzen muß, daß die anderen Angestellten von seinem Aufenthalt in der Irrenanstalt wissen, überlegt er, daß sie ihm nichts vorzuwerfen hätten, und daß er nicht dümmer sei als sie. Trotzdem wir S. auch objektiv zu den leicht Debilen rechnen müssen, geht aus dem Zeugnis des Lehrmeisters hervor, daß seine praktische Intelligenz genügt hätte, um z. B. ein tüchtiger Wagner zu werden. Seine Abneigung gegen diesen aufgezwungenen Beruf machte es ihm aber unmöglich, sich auf diesem Wege beruflich durchzusetzen.

Als S. daher seine Lehrzeit beendigt hatte, war er in mehrfacher Weise unbefriedigt, denn die geschilderten Momente trugen in gleicher Weise dazu bei, ihm die Wahl einer geregelten Tätigkeit zu erschweren; seine Auflehnung gegen jede Autorität und sein übertriebenes Geltungsbedürfnis ließen ihn nirgends zur Ruhe kommen, und seine zwiespältige Einstellung zur Sexualität erschwerten ihm die Anknüpfung einer dauerhaften affektiven Beziehung. Wir sehen daher in seiner Vagantität, welche sein Verhalten für die nächsten Jahre bestimmte, den Ausdruck dieser inneren Unruhe. Daneben mag auch die Freude am Wandern, die seinem Alter entsprach, den häufigen Wechsel seines Wohnortes und seiner Beschäftigung begünstigt haben. Sie genügt aber nicht allein, um z. B. seine Erlebnisse in Deutschland zu erklären, vielmehr zeigt sich gerade dort besonders deutlich seine Ambivalenz in seinem sittlichen Verhalten, nicht nur in seinem Verhältnis zur Zirkusgesellschaft, sondern auch darin, daß er seinen Unterhalt bald mit Bettel, bald mit redlicher Arbeit verdient. Der sicherste Beweis für sein Suchen nach einer anderen Existenzform liegt aber in seinem Verhalten bei seiner Rückkehr in die Schweiz.

Seine erste Begegnung mit den Mormonen ist eine rein zufällige, und er besucht die Versammlungen nur, solang seine Beziehung zu einem Mädchen währte, das ihn dorthin gebracht hat. Seit Verlassen der Erziehungsanstalt war sein religiöses Interesse auch kaum zur Geltung gekommen. Es mußte deshalb eine neue Belebung erfahren haben, die ihn nach einem Jahre dennoch bewog, zu dieser religiöen Gemeinschaft zurückzukehren, oder es mußten andere Momente sein, die ihn dorthin zogen.

S. selbst erzählt, daß ihn die Grundsätze der Mormonen, von denen er beim Besuch der Versammlungen gehört hatte, innerlich „wieder entflammt“ hatten, auch imponierten ihm die Amerikaner durch ihr Auftreten und ihr Temperament. Damit waren zwei Bedingungen erfüllt, die ihm über die Schwierigkeiten seiner damaligen Lage hinweghelfen konnten. Sein erstes sexuelles Erlebnis mit einem Mädchen in B. war ihm noch in lebhafter Erinnerung und hatte ihm seine sexuelle Unentschiedenheit besonders deutlich ins Bewußtsein gebracht; wenn er sich aber die Grundsätze der Mormonen zu eigen machte, so wurde dieser Konflikt, seine Ambivalenz zwischen Verlangen nach sexueller Betätigung und Verneinung seiner Triebhaftigkeit zugunsten der letzteren entschieden. Die Befreiung von seiner Ambivalenz war dann zwar mit der Verdrängung aller sexuellen Regungen erkauft, die außerhalb einer normalen ehelichen Befriedigung lagen, doch blieb ihm der Weg zu einer Heirat offen. Daneben bot sich in der Aussicht auf priesterliche Würden Gelegenheit, sein Geltungsbedürfnis zu befriedigen, und er schildert selbst, wie sein Ehrgeiz erwachte, auch einmal in die Welt geschickt zu werden, wie die anderen angesehenen Missionare. Das Gefühl seiner geistigen Minderwertigkeit hatte ihn zur Überzeugung gebracht, daß er nicht das Talent habe, „nach außen etwas zu scheinen für die Welt", so hoffte er, sich wenigstens „geistig emporzuschwingen". Dabei ermöglichte ihm die Bejahung eines männlichen Vorbildes, in dem er eine Idee verkörpert sah, seine bisherige Trotzeinstellung gegen jede Autorität zu umgehen. Alle Versuche einer Anpassung an die nüchternen Anforderungen der Realität waren ihm bisher durch diesen Trotz vereitelt worden. Hier ließ ihn die Begeisterung die Schwierigkeiten seiner Existenz vergessen; denn es war nicht die gleiche Wirklichkeit, die nun Ansprüche an ihn stellte, sondern die Arbeit in der Gemeinde galt einer ganz anders gearteten Zukunft, die von prophetischen Helden geweissagt war. Hier bot sich eine Gelegenheit zur Verwirklichung seiner Knabenträume, die er an den Gestalten der Makkabäer genährt hatte; auch damals lebte er mehr in der Zukunft als in der Gegenwart und sah sich selbst als den Helden, der von allen Vorbildern die guten Eigenschaften vereinigte.

Es war aber nur nach außen und in seinen eigenen Augen eine Lösung der bestehenden Schwierigkeiten: Durchgehen wir die Briefe, so finden wir neben der Dankbarkeit für die „vielen Segnungen", die er seinem „Bund mit Gott" verdankt, und seiner Freude am Bestehen „schwerer innerer Kämpfe" schließlich doch ein Erlahmen der Zuversicht, er klagt 1915 darüber, daß er nicht gleich gestimmt sei wie im letzten Jahr und nicht mehr so viele glückliche Stunden habe. Er kann auch nicht mehr so beten wie früher, weil seine Gedanken immer anderswo sind, und es fehlen ihm die Kämpfe mit andern, in denen er sich für seinen Glauben einsetzen kann. Später erzählt er, er sei damals gern auf irgendeinen einsamen Punkt gegangen, nur um allein zu sein, oder habe zwei statt eines Tages gefastet, „um in der Ekstase etwas zu finden, eine gewisse Erscheinung oder so etwas", denn er habe immer das quälende Verlangen gehabt, Gott zu finden. *Also nicht die ruhige Gewißheit des Gläubigen, sondern das quälende Suchen des Zweiflers.* Auch die Unterordnung unter die weltlichen Anforderungen gelingt ihm immer weniger. Die Begeisterung für den vaterländischen Dienst, der ihm anfänglich eine „heilige Pflicht" war, läßt bald nach, und schließlich ist es nur noch der Glaube, der ihn verhindert, aus dem Militärdienst fortzulaufen, und er beneidet die sagenhaften Vorfahren der Mormonen um das Ziel, für das sie kämpften. Weder seine Begeisterung und Hingabe für das Ideal einer weltumfassenden Kirche, das in historischen und lebenden Gestalten verkörpert war, noch die peinliche Befolgung der kirchlichen Vorschriften, und schließlich nicht einmal die Liebe zu seiner Braut, die seiner Natürlichkeit gedanklich und gefühlsmäßig immer wieder zum Durchbruch verhalf, hatte den ganzen Menschen zu erfassen und zu einer harmonischen Einheit umzuwandeln vermocht. Seine Ambivalenz, seine Bereitschaft, sich aufzulehnen und seine Zweifelsucht blieben im Grunde unberührt. Es bedarf daher nicht der Annahme einer Schizophrenie oder endogenen Depression, um diese Verstimmungen zu verstehen, sondern es war nur das stärkere Hervortreten der alten Konflikte, teilweise, insofern er sich nun religiöser Bilder bediente, in einer neuen Form. Nur die erste Begeisterung hatte ihn in eine Stimmung versetzt, in der er sich selbst wie ein anderer Mensch vorkam, so daß von einer vorübergehenden Besserung gesprochen werden konnte.

Betrachten wir somit seinen *Beitritt zu den Mormonen* als einen *Selbstheilungsversuch*, so muß von einem Mißerfolge gesprochen werden, weil die Symptome nur vorübergehend verschwanden. Wir fragen uns nun, welcher Art die Störungen waren, die den Wunsch nach einem anderen Leben in ihm geweckt hatten. Der Trotz, die Unausgeglichenheit und Unbeständigkeit, die bis zu seinem Beitritt zu den Mormonen seine Lebensgestaltung vorwiegend bestimmten, vor allem sein Geltungsbedürfnis könnten als die Reaktion eines Debilen auf schwierige äußere Umstände bei verzögerter Pubertät aufgefaßt werden. Der Anschluß an eine religiöse Gemeinschaft, nachdem sein religiöses Interesse sich seit langem nicht mehr gezeigt hatte, vor allem die Art, wie er selbst seine Bekehrung auffaßte, beweisen aber, daß sein bisheriges Verhalten durch Konflikte mitbestimmt war, von denen er sich eine Befreiung versprach. Berücksichtigen wir besonders die Rolle, welche der sexuelle Konflikt bei ihm spielte, seine triebhaften Regungen, seine Ambivalenz und seine Tendenz zu verdrängen, die sich in der Schilderung seiner Reue und Scham über frühere Erlebnisse zeigt, so berechtigt uns dies, von dem Bestehen einer *Neurose* zu reden, d. h. von einer erworbenen seelischen Entwicklungsstörung. Über den Beginn derselben könnte nur eine eingehende Psychoanalyse Aufschluß geben, welche in diesem Falle aus äußeren Gründen nicht möglich war. Vielleicht würde sich dann zeigen, daß auch die Trotzreaktionen, die sich schon früher nachweisen lassen, und das Geltungsbedürfnis mit der Neurose zusammenhängen.

Man könnte dagegen einwenden, daß das Gefühl des Krankseins zur Diagnose einer Psychoneurose unerläßlich sei. Nun gibt es aber zweifellos viele Neurotiker, die sich von Jugend auf an ihre Symptome so gewöhnt haben, daß das Krankhafte gewisser Erscheinungen ihres Seelenlebens oder ihres Verhaltens ihnen gar nicht mehr zum Bewußtsein kommt, auch wenn sie ursprünglich ganz anders waren. Ein Zwangsneurotiker kann sich an ein Zeremoniell so gewöhnt haben, daß er sich wundert, wenn er zum ersten Mal dadurch auffällt, ein Trotzneurotiker wird vor allem dann nicht zugeben, daß er krank ist, wenn sein Trotz nicht anfallsweise auftritt und von Reuegefühlen gefolgt ist, sondern wenn es sich um eine erworbene Dauereinstellung handelt, wie wir sie

z. B. bei neurotischen Revolutionären antreffen. Auch der Nachweis auffälliger und objektiv sichtbarer Symptome kann nicht zu einem Kriterium für die Diagnose neurotischer Störungen gemacht werden, denn auch eine Ambivalenz, die sich nur zeitweise zeigt, muß wohl als neurotisch bezeichnet werden, wenn sie immer wieder bei Betätigung derselben lebenswichtigen Funktion zutage tritt. Der Begriff der Psychoneurose ist denn auch in diesem Sinne unter dem Einfluß der Erfahrungen der Psychoanalyse erweitert worden.

Wenn wir nun einerseits das Verhalten bei S. nicht aus seiner Debilität allein erklären können, so soll mit dem Nachweis neurotischer Symptome nicht gesagt sein, daß wir es mit der einfachen Neurose eines Debilen zu tun haben. Bei jeder Neurose nehmen wir ja einen konstitutionellen Faktor an, der neben den frühen und späteren Erlebnissen des Erkrankten das Zustandekommen der funktionellen Störung ermöglicht, wobei anzunehmen ist, daß die Schwelle krankhafter Reaktionen je nach der angeborenen Disposition schon bei einem Minimum von Belastung durch äußere Schwierigkeiten überschritten wird, oder daß es bei relativ gesunder Konstitution ganz ungewöhnlicher Schwierigkeiten während des Lebens bedarf, um eine Neurose herbeizuführen. Ist der angeborene Faktor ausschlaggebend, so daß auch unter günstigsten Bedingungen das Auftreten funktioneller Störungen sich nicht wird vermeiden lassen, so sprechen wir von einer Psychopathie. Damit ist gesagt, daß eine solche ebensowenig wie eine organische Krankheit, z. B. eine multiple Sklerose oder eine traumatische Hirnschädigung, das Zustandekommen funktioneller Störungen ausschließt. Anderseits erlaubt die Art der Symptome bei einer Neurose keinen Schluß auf die Schwere und vor allem den Charakter einer evtl. zugrunde liegenden Psychopathie, vor allem wenn das persönliche Schicksal allein das Auftreten neurotischer Symptome zu begünstigen geeignet ist. Kennten wir z. B. bei S. nur den Abschnitt seines Lebens bis zum Beitritt zu den Mormonen und während der ersten Zeit nach seiner Bekehrung, so müßten wir die Frage einer seinem Verhalten zugrunde liegenden Psychopathie offen lassen. Nach der an der Züricher Psychiatrischen Klinik vertretenen Anschauung müßte man allerdings auch dann von einer „schizoiden Psychopathie“ sprechen, rechnen doch *Bleuler* und *Kretschmer* auch die Zwangsneurotiker und Hysterischen zu den Schizoiden. Was aber im Falle S. für die Diagnose einer Psychopathie bestimmend sein wird, ist die weitere Entwicklung seines Schicksals und die extremen Reaktionen, die er in der Anstalt gezeigt hat. Wenn wir somit im folgenden zu zeigen versuchen, daß das Verhalten bei S. sich in logischer Weise aus seiner Vorgeschichte und dem Einfluß der äußeren Verhältnisse ergibt, und daß auch die in der Anstalt durchgemachte Psychose eine psychogene Erklärung zuläßt, so wird dabei keineswegs übersehen, daß ein gewöhnlicher Neurotiker niemals so weit gehen, sondern einen Weg zur Flucht „in die Krankheit" einschlagen wird, der ihm ermöglicht, innerhalb der bestehenden sozialen und sittlichen Normen zu bleiben. Eine Ausnahme bilden vielleicht die neurotischen Dienstverweigerer und Revolutionäre, weil der Bruch mit der Gesellschaft für sie noch keinen Verzicht auf Gemeinschaft bedeutet. Wir werden sehen, bis zu welchem Grade das auch bei S. zutrifft.

Die Verstimmungen, über die S. in den späteren Briefen an seine Braut klagt, und die sich aus den erhöhten Anforderungen an seine psychische Widerstandskraft während des langen Militärdienstes, vor allem aber aus dem Wiederauftreten seiner früheren Schwierigkeiten erklären, lassen ihn noch nicht an der Wahrheit der Mormonenlehre zweifeln, seine Zuversicht findet sogar trotz der gleichzeitig bestehenden Klagen noch einmal einen Höhepunkt, als sein Geltungsbedürfnis durch die Ernennung zum Gemeindepräsidenten in L. weitgehend befriedigt wird. Durch die Untersuchung anderer Neurotiker, die einer eingehenderen Behandlung zugänglich sind, kann als erwiesen gelten, daß solche scheinbaren Anpassungserfolge zustande kommen, wenn es gelingt, die im Widerspruch stehenden Gefühle auf eine Persönlichkeit oder eine Idee, d. h. ein Ziel der gesamten Strebungen zu übertragen, welche die Verantwortung für die Regulierung des Trieblebens übernimmt. In den Briefen aus jener Zeit schreibt S. ganz erfüllt über seine Hoffnungen und Pläne, die sich an seine Ernennung knüpfen, und bucht begierig alle Zeichen eines Erfolges und seiner vermeintlichen Beliebtheit. Die Begeisterung für Idee und Vorbild gipfelt in seiner Dankbarkeit für den Missionspräsidenten in B. Kein Wunder, daß dieses Verhältnis jäh zerstört wurde, als S. nach einem Jahre bei seiner Rückkehr aus einem Militärdienste die Stelle des Gemeindepräsidenten, die vorläufige Krönung seiner ehrgeizigen Hoffnungen, besetzt fand. Diese Verfügung mußte ihn an der empfindlichsten Stelle treffen. Er habe damals nichts unternommen, erzählte S. später, aber von da an „alles mit kritischen Augen angesehen". D. h., seine Absetzung gab den ersten Anstoß zu seiner inneren Loslösung von den Mormonen, die er äußerlich erst 2 Jahre später, ein halbes Jahr nach dem Tode seiner Frau, vollzog. Das Ziel seiner Wünsche war die Würde eines Tempeldieners gewesen, das zwar immer in blauer Ferne gelegen hatte, das er nun aber nach seiner Absetzung für immer entschwunden glaubte. Mit diesem Augenblicke setzt seine Kritik an der Lehre der Mormonen ein, die nur als Ausdruck seiner veränderten affektiven Einstellung verstanden werden kann. Er hatte zwar, wie er angibt, immer die Verinnerlichung gegenüber dem Streben nach äußeren Erfolgen der Kirche vertreten, aber immer war dieser Gegensatz als innere Angelegenheit behandelt worden. Von da an erinnerte er sich mit einem Male eines früheren Mormonen, der ihm schon immer aufgefallen war, weil er in den Diskussionen widersprach und sich nicht „an den Antworten der Höheren genügen" ließ. Nun machte ihn dieser auf die Widersprüche zwischen der Lehre und dem neuen Testament aufmerksam, d. h. die Kritik erstreckte sich nicht mehr auf die Auslegung, sondern auf den Wahrheitsgehalt der Lehre. Darin zeigt sich, daß an Stelle der bisherigen Bejahung der Kirche die gänzliche Verneinung getreten war, und wenn S. berichtet, wie er in der Schlußdiskussion mit seinen bisherigen Vorgesetzten „die Zunge spiralen ließ", so zeigt diese Ausdrucksweise, daß die Ehrerbietung gegen die bisher bewunderten Vorbilder erloschen und sein früherer Trotz in vollem Umfange wieder erwacht war.

Der Versuch, „wieder eine Mutter für seine Kinder zu finden", zeigt noch einmal das Bestreben, trotz aller Schwierigkeiten den eingegangenen sozialen Verpflichtungen nachzukommen. Sein Verhalten nach der zweiten Heirat beweist aber, daß er nicht mehr die Kraft besaß, die inneren Schwierigkeiten zu bewältigen, gegen die er bei den Mormonen einen Halt gesucht hatte. Wir wissen aus seinen Briefen, wie sehr er auch dort mit „Versuchungen" zu kämpfen hatte, wie nur der Glaube an die Zukunft seiner Religion ihm über die Schwierigkeiten des realen Lebens hinweghalf, und wie auch die Dauerhaftigkeit des Verhältnisses zu seiner Braut davon abhing, daß sie seiner Eigenart Rechnung trug. Wir erinnern uns der Bemerkung ihrer Mutter, Anna habe zu allem, was S. sagte, „ja und amen" gesagt. Wir wissen aber auch, wie abhängig diese Beziehung von seinem Verhältnis zu Gott war. „Würde ich die Liebe zu meinem Vater im Himmel verlieren, ich würde auch dich verlieren", schreibt er fast furchtsam, hält es aber nicht für möglich, daß Gott ihm diese Liebe nehmen würde, „denn ich fürchte mich zu sehr, in das alte Leben zurückzufallen". Mit der Aussicht, seinen Ehrgeiz zu befriedigen, war aber auch sein Glaube erschüttert, und wir wissen nicht, wie lange die Ehe allein ihm Halt hätte geben können. Wie viel weniger konnte eine Frau, die ihn nur wegen seiner Kinder geheiratet hatte und ihn nicht kritiklos liebte, ihm die Bewältigung seiner inneren Schwierigkeiten ermöglichen. So verlor er gleichzeitig das Interesse an seiner Arbeit und an der Sorge um seine Familie. Diese Ansprüche waren aber aus seinem Leben nicht mehr hinwegzudenken. Als Junggeselle konnte er sich bettelnd durchbringen und wandern, „wie ihn das Gefühl gerade leitete", als Familienvater bedurfte er stärkerer Motive, um sich mit gutem Gewissen jeder Verantwortung zu entschlagen. Seine Launenhaftigkeit gegen Frau und Kinder beweist, daß er sich nicht ohne inneren Kampf von ihnen trennte. Er versuchte noch einmal in Z. eine Stelle als Reisender anzunehmen, in der Absicht, die Sonntage bei den Seinen zu verbringen, doch kehrte er von da an nicht mehr zurück; denn was ihn „mit aller Macht" nach Z. getrieben hatte, waren im Grunde keine vernünftigen Überlegungen, sondern seine innere Unruhe gewesen. Er studierte damals „immer weiter, wo er etwas Wahres finden könnte“. Er verrichtete seine Arbeit nur „so nebenher“ und dachte immer „an die Sekten, an die Priester, an religiöse Themen und an die Zukunft“. Er war immer zerstreut, suchte, war unselbständig und wußte, daß „das äußere Ziel“ dabei zu kurz kommen mußte, er konnte „das Innere nicht aufbauen und das Äußere auch nicht“, weil er „immer in einem halben Zwist war“.

In dieser Verfassung traf er wieder mit jenem Menschen zusammen, den er zwar gering schätzte, weil er „nach jedem Wind seine Fahne kehrte“ und es mit niemand verderben wollte, der ihn aber seinerzeit bei den Mormonen darauf aufmerksam gemacht hatte, daß Gott „nicht in Tempeln mit Händen gemacht“ wohne, und der seine Opposition gegen die Höheren in ausschlaggebender Weise unterstützt hatte. Diesmal wurde er auch mit dem Buche bekannt, aus dem dieser Mensch seine Weisheit geschöpft hatte. Er las begierig die „Berufung“ Anton Unternährers und die Auslegungen, die dieser Paranoide der Bibel gegeben hatte. Hier fand er die Lehre, die ihm bei konsequenter Befolgung einen Ausweg aus seinen inneren Konflikten versprach. Nicht die peinliche Befolgung, sondern die konsequente Ablehnung aller weltlichen Gesetze und kirchlichen Vorschriften gab dem Menschen die Freiheit zurück, die er im Paradies besessen hatte. Nicht die Enthaltsamkeit von allen ungesetzlichen sexuellen Befriedigungen, sondern das Ablegen jeder Scham befreite von den Folgen des Sündenfalles. Die christlichen Kirchen waren also nicht über die Stufe des gesetzesgläubigen Judentums hinausgekommen, von dem Christus die Menschen hatte befreien wollen. Unternährer war der erste, der den Sinn des Opfertodes richtig verstanden hatte. Gott wohnte aber auch nicht in Tempeln mit Händen gemacht und Christus nicht zur Rechten Gottes, wie es die Gläubigen sich vorzustellen pflegten, sondern im Innern des Menschen wohnt Gott, und jeder, der den Weg der Freiheit befolgte, konnte Christus werden.

Bis zu seiner Bekanntschaft mit der Lehre der Antonianer hatte S. bei allen möglichen Sekten einen Ausweg aus seinen Konflikten zu finden gehofft, von nun an bedurfte er keiner anderen Antwort mehr, er war „in ein Feuer hineingekommen“, glaubte, „von einem Strome mitgerissen“ zu werden, sah nicht mehr rechts und links. „Mit voller Kraft“ kam es über ihn, er lebte „wie in einer anderen Welt und wußte doch wieder alles, was in der gewöhnlichen Welt vorging“. Diese Formulierungen erinnern unmittelbar an die Erlebnisse, von denen Schizophrene im Beginn ihrer Erkrankung berichten und bei denen man von Primärerlebnissen und doppelter Orientierung sprechen würde. Hier bleibt aber nicht nur die Wahrnehmung der äußeren Welt erhalten, sondern auch das Vermögen, die äußere von der inneren Wirklichkeit zu unterscheiden und darnach zu handeln. Die Erlebnisse haben bei S. nie halluzinatorischen Charakter und die äußere Welt wird nicht wahnhaft entstellt. Was er beschreibt, sind Selbstwahrnehmungen dynamischer Vorgänge, bei deren Wiedergabe ihm der Charakter von Bildern stets bewußt bleibt. Damals mußte er diesen Zustand durchmachen, erklärt er heute selbst, ob er wollte oder nicht, heute würde er sich hundertmal überlegen, ob ein solches Leben einen Zweck für ihn hätte oder nicht, er würde „den Verstand walten lassen". Er befand sich also in einem Zustand ähnlich dem eines Rausches, auch er selbst gebraucht diesen Ausdruck, in dem die momentanen affektiven Impulse in kurzer Zeit jede hemmende Überlegung entkräftigt hatten. Das Scheitern seiner bisherigen Versuche, die innere Zwiespältigkeit durch Anpassung an eine gesetzlich mögliche Lebensform zu überwinden, hatten eine Lage geschaffen, in der die neue Lehre ihm als der einzige Ausweg erschien. Bis dahin hatte er immer gemeint, man müsse „nach außen arbeiten", und hatte doch das Verlangen gehabt, sich „nach innen aufzurichten". Dem Gefühl der Befreiung aus dieser Lage entsprechen die Schilderungen seiner Erlebnisse. In rascher Folge, mit einer Intensität, die ihn immer ausgezeichnet hatte, wenn er ohne äußere Schranke und unbehindert von seiner Ambivalenz einem inneren Antriebe nachgeben konnte, suchte er sich aller äußeren Bindungen zu entledigen. Die Ausweisschriften wurden vernichtet, die Arbeit an den Nagel gehängt, die Familie sich selbst überlassen. Wenn er noch kurz vor Aufgabe seiner Arbeit sich um ein kleines Erbe seiner Kinder bemühte, so entsprach das noch einem letzten Mangel an Konsequenz in der Verwirklichung seiner Anschauungen, er war aber bald so weit, daß er auch seinen eigenen Unterhalt dem Schicksal überließ.

Man könnte nun einwenden, daß die Überzeugung, selbst Christus und Gott zu sein, eine wahnhafte Vorstellung, also doch das Zeichen einer schizophrenen Psychose gewesen sei. Wenn aber ein Schizophrener in einem Erregungszustande sich selbst als Gott erlebt, so rechnet er gar nicht mit der Möglichkeit, daß es noch andere Götter neben ihm geben könnte. Bei S. bleibt die Vergöttlichung eine persönliche Angelegenheit, ein Weg der Erlösung, den Christus als Erster begangen hat, dessen Bedeutung Unternährer erkannte, und der jedem Menschen offen steht, wenn er sich über alle Gesetze stellt. S. glaubt sich also nicht durch ein plötzliches Erlebnis allein im Mittelpunkte allen Geschehens. Trotzdem wäre es falsch, deshalb die psychologische Bedeutung dieser Vorstellung zu unterschätzen. Sie bildet vielmehr den Schlußstein von Überlegungen, auf die seine wiedererwachte Oppositionslust ihn geweisen hatte. Wenn sein Trotz bisher nur dem Vater, dem Lehrer, dem Meister und jedem Arbeitgeber gegolten hatte, dem er sich hätte unterordnen sollen, so griff er nach der erlittenen Zurücksetzung bei den Mormonen auf die „Höheren", seine Vorgesetzten über und machte auch bei diesen nicht Halt. Wenn die Mutter seiner ersten Frau von ihm sagt, „er wollte nicht untertänig sein, wollte keinen Meister über sich haben, wollte selbständig sein", so zeigt sich diese Unfähigkeit sich unterzuordnen nun auch in seinen religiösen Überlegungen. Wenn Gott nicht irgendwo im Weltall zu suchen war und als äußere Macht Einfluß auf ihn haben konnte, wenn er vielmehr im Innern eines jeden Menschen wohnte, so war S. sein eigener Meister, dann hing er nur noch von seinem inwendigen Menschen ab. Daß diese Auseinandersetzung nur eine Erneuerung des alten Konfliktes mit der ihm übergeordneten Autorität war, geht am sichersten als der höhnischen Schilderung hervor, die er von seinem früheren Verhalten gibt: auch er sei früher heruntergekniet, habe „diese Zeremonien" mitgemacht und gemeint, es komme darauf an, viele Worte zu machen, „recht schön und salbungsvoll".

Je mehr sich S. von allen äußeren Bindungen befreit hatte, welche die äußere Welt ihm wirklich oder vermeintlich auferlegen konnte, umso deutlicher zeigt sich, daß seine inneren Schwierigkeiten damit nicht überwunden sind. In dem Augenblick, in dem er glaubt, die völlige Freiheit erlangt zu haben, weiß er nicht, was er mit ihr anfangen soll, und in seiner Unfähigkeit, einem inneren Antriebe zielbewußt zu folgen, tritt die frühere Ambivalenz von neuem zutage. Wir kennen von der Untersuchung der Zwangsneurotiker die Tendenz, sich über diese innere Unfreiheit durch „Befragung des Schicksals" hinwegzuhelfen. Meist wird dabei vom Ausfall eines nebensächlichen Ereignisses die Entscheidung abhängig gemacht oder ein „zufälliges" Vorkommnis[1] als „Fügung" betrachtet. Von diesem Mittel machte S. nun Gebrauch. Er beschreibt, wie er nach Aufgabe jeder Arbeit überlegte, wohin er nun gehen solle, wie er dann ohne sich zu besinnen, die Arme ausstreckte und sich fragte, wohin er nun zeige. Da der eine Arm in der Richtung eines Dorfes wies, in dem er von seinem Studium der Antonianer in den letzten Monaten her eine Familie wußte, die „mehr nach dem Wort lebte", als die übrigen Antonianer und sich ebenfalls „von den Gesetzen und der Knechtschaft der Arbeit freigemacht" hatte, faßte er diesen „Zufall" als einen Wink der Vorsehung auf und begab sich dorthin. Dort war zunächst für seinen täglichen Unterhalt gesorgt, um so mehr, als er den Rest seiner Ersparnisse dieser Familie überließ. Dieser Zustand konnte aber nicht ewig dauern, um so willkommener mußte ihm die Vorstellung einer „Ende-

[1] Daß dabei die „Fügung" oft einem unbewußten Wunsche entgegen kommt oder entspringt, ändert nichts an dem Charakter des „Gottesurteils", da die unbewußten Motive dem Neurotiker nicht als solche erkennbar sind. Und selbst wenn eigene Einfälle oder Träume als „Wink der Vorsehung" angesehen werden und eine Entscheidung bestimmen, so werden sie nicht einer Regung des eigenen Ich zugeschrieben, sondern haben für den Erlebenden denselben Charakter der Allmacht wie ein äußerer „Zufall".

zeit" und einer Verheißung sein, die seinem bisher nur negativen Verhalten einen Sinn verlieh. Er hatte die Worte im Propheten Daniel von den 1335 Tagen und die Verkündigung des Weltgerichtes bei Anton Unternährer gelesen. Nun galt es noch, diese Weissagungen in den richtigen Zusammenhang zu bringen. 1800 hatte Anton das Weltgericht verkündet, das in 120 Jahren anbrechen sollte, die Zeit war also erfüllt, noch zeigten sich aber keine greifbaren Zeichen eines Weltunterganges. Was lag näher, als die 1335 Tage in diesem Zeitpunkte beginnen zu lassen? Dann hatte wiederum Gott und nicht er die Verantwortung für seine Zukunft. Die Willkür, welche die Vernunft in einer solchen Auslegung erblicken muß, verliert ihre Bedeutung, wenn wir berücksichtigen, daß einerseits der Glaube an die Geltung der biblischen Weissagungen für die Wirklichkeit noch heute weit verbreitet ist, daß andererseits gerade nach der Lehre Unternährers das Geheimnis der Bibelauslegung in der Auffindung des verborgenen Sinnes besteht. S. faßte deshalb den Plan, mit seinem Bruder die letzten Konsequenzen aus der Lehre Unternährers zu ziehen. Sie wollten die Kleider ablegen und nackt umherwandern, wohl wissend, daß man sie dann einsperren würde. Noch wollten sie aber 2—3 Wochen warten, ob nicht ein äußeres Ereignis ihnen wiederum die Verantwortung für einen eigenen Entschluß abnehmen würde; dieses Ereignis trat auch wirklich ein, als die beiden Brüder bald nachher verhaftet wurden.

Wir pflegen sonst in der Vermeidung von Handlungen, die zu Konflikten mit der bestehenden gesetzlichen Ordnung führen oder die Aufmerksamkeit der öffentlichen Vernunft auf sich ziehen müßten, ein Hauptmerkmal zur Unterscheidung schizophrener oder impulsiver Handlungen von zwangsneurotischen zu erblicken. Die Frage liegt deshalb wiederum nahe, ob nicht schon in der ersten Inaussichtnahme eines so extremen Verhaltens, wie es die offene Nacktgängerei nach den Begriffen unserer Zivilisation wäre, ein schizophrenes Symptom zu erkennen sei. Nun zeigt sich aber der Unterschied zwischen Neurose und Schizophrenie erst im Vollziehen einer Handlung, nicht in den Antrieben zu ihr, und die Frage bleibt offen, ob der Entschluß ohne das äußere Ereignis, das tatsächlich über das Schicksal der Brüder entschied, zur Ausführung gekommen wäre. Dies wird unwahrscheinlich, wenn man bedenkt, daß S. erst in der Anstalt, und auch dort, wo er sich unter ganz anderen Bedingungen befand, erst nach einiger Zeit die Kleider wirklich abgelegt hat. Wenn die Schwestern der Familie B. schon bei den Zwangsmaßnahmen der Polizei so weit gingen, so konnten auch sie die Verantwortung für ihr Tun ihren vermeintlichen Gegnern zuschreiben.

Mit der Verhaftung hatte S. vorläufig seinen Zweck erreicht. Sein Verhalten im Pfarrhause der Heimatgemeinde zeigt denn auch zunächst eine freundliche Ruhe, die als der Ausdruck einer inneren Entspannung und Befriedigung verstanden werden kann, weil die Verhaftung ihm die Gewißheit von der Richtigkeit der erwähnten Weissagungen und seiner Berechnungen gegeben hatte. Die Internierung mochte schon eine gewisse Enttäuschung bringen, weil die Bedeutung ihrer religiösen Tat wesentlich abgeschwächt wurde, wenn man sie nicht wie einst die Märtyrer im Kerker auf die Probe stellte, sondern in einem Irrenhause als krank behandelte. Das ändert aber nichts an ihrer Zuversicht, und die gänzliche Befreiung von jeder äußeren Verantwortung bot S. eine hinreichende Entschädigung. Sobald er die äußeren Sorgen los war, habe er sich völlig eins gefühlt, erzählt er selbst. „Mit vollem Eifer" konnte er sich nun „dem Innern widmen". Er konnte ausprobieren, ob „der Gott der ihn hineingestoßen hatte", ihn auch wieder hinausführen würde. Er war noch immer in so einer Ekstase, daß die Neugier, ob die Weissagung von den 1335 Tagen stimmen würde, alle anderen Bedenken überwog.

Man könnte sich nun fragen, warum S. in seiner Heimatgemeinde sich gegen den Pfarrer freundlich benahm und für jede Wohltat dankbar zeigte, während er in der Anstalt von Anfang an gegen Pfarrer und Ärzte eine mißtrauische und später feindselige Haltung einnahm. Hier muß man aber zugestehen, daß die Tatsache, daß man ihn für verrückt erklärt hatte, allein genügen konnte, um den Ärzten kein Vertrauen zu schenken. Hier mußte er auch spüren, daß man nicht gewillt war, seinen Gedankengängen Bedeutung beizumessen, wo es in erster Linie darauf ankam, die Anstaltsordnung aufrecht zu halten, die für die gemeinsamen Bedürfnisse von einigen hundert Insassen eingerichtet war. Es muß auch zugegeben werden, daß man seine kühne Behauptung, er sei Gott oder Christus, nicht ernst nahm und ihr dann und wann mit Scherzen begegnete. Wenn man ihn außerdem noch zur Arbeit anzuhalten versuchte, so wird verständlich, daß allmählich sein ganzer Trotz wieder wachgerufen wurde, der durch die Vorstellung von der Gottgleichheit gegenstandslos geworden war. Nun hielt ihn nichts mehr zurück, die letzten Konsequenzen aus der Lehre Unternährers zu ziehen und sich nackt zu zeigen. Er mochte ahnen, daß er durch Ablegen seiner Kleider die ihm verhaßte Anstaltsordnung noch mehr stören konnte, er hatte ja nichts zu verlieren, wenn er doch keine Aussicht hatte, verstanden zu werden. So erklären sich auch seine Schmähungen, sein höhnisches Grinsen und seine Schadenfreude, wenn man ihn vergeblich zum Anlegen der Kleider zu bewegen suchte.

Das Verhalten, das S. seit seinem Austritte von den Mormonen bis zu dem Zeitpunkte zeigt, in dem er mit dem Ablegen seiner Kleider in der Anstalt die extremste Konsequenz der antonianischen Lehre gezogen hatte, kann somit rein psychogen erklärt werden, wenn wir die Reaktion auf die äußeren Schwierigkeiten und den Versuch, durch Befolgung einer neuen Heilslehre den unerträglich gewordenen inneren Konflikten ein Ende zu bereiten, als genügende Bedingungen gelten lassen. Die spätere Schilderung seiner Erlebnisse aus jener Zeit, seine gehobene Stimmung, die noch während seiner Internierung beobachtet werden konnte, solange sie nicht gegenüber seiner Trotzeinstellung allmählich zurücktrat, lassen auch erkennen, daß der subjektive Gewinn aus seinem Verhalten anfänglich alle objektiven Nachteile aufwiegen konnte. Trotzdem wird man sich wiederum fragen, ob nicht gerade diese gänzliche Isolierung, in die S. sich ohne Rücksicht auf die bisherigen affektiven Beziehungen hineintreiben ließ, dieser Verzicht auf alle sozialen Bindungen und dieses völlige Genügen an sich selbst als Zeichen einer Schizophrenie aufgefaßt werden müssen. Und solange S. jede nähere Auskunft über die Entstehung seiner Einstellung verweigerte, und an der Idee seiner Göttlichkeit ohne nähere Erklärungen festhielt, solange man diese also als Größenwahn auffassen mußte, ließ sich auch sein autistisches Verhalten nur durch die Annahme einer Schizophrenie erklären. Inzwischen hat sich aber gezeigt, daß die affektive Isolierung doch nicht so völlig war, wie man anfänglich annehmen mußte und daß sein Gefühlsleben viel reicher war, als er nach außen zeigte. Zum mindesten hat die Annahme, daß es sich bei seiner Ablehnung jeder anderen affektiven Beziehungen um ein trotziges nicht Wollen und nicht um ein nicht Können wie beim Schizophrenen handelt, ebenso viel innere Wahrscheinlichkeit für sich und wird namentlich durch die späteren Angaben, die S. uns machte, gestützt. So oft Mitglieder seiner Sekte ihn besuchten, war er zugänglich, konnte sich mit ihnen in natürlicher Weise unterhalten und trug auch ihrer sozialen Lage Rechnung, indem er gar nicht von ihnen erwartete, daß sie seinem Beispiele folgen sollten. Auch wenn wir den Bericht lesen, den seine Frau von ihrem Besuche gibt, so zeigt sich dabei deutlich, daß seine Affekte für die Familie keineswegs erloschen waren, daß er sich vielmehr liebevoll bemühte, ihr sein Verhalten begreiflich zu machen und sie durch die Hoffnung auf ein baldiges Ende ihrer Leiden aufzurichten. Wenn wir aber wissen, daß auch im Verhältnis zur ersten Frau, mit der S. damals sicher noch innerlich enger verbunden war, als mit der zweiten, stets das Verlangen, geliebt zu werden, die aktive Liebe überwog, so wundern wir uns nicht, daß ihm die Trennung von der Frau, die in erster Linie Anforderungen an ihn stellte und ihn nicht blindlings liebte, so leicht gelang. Auch seinem Vormunde, der auf unser Gutachten hin ernannt worden war, begegnete S. zuerst freundlich, erkundigte sich wiederum nach seiner Familie und kehrte ihm erst den Rücken, als auch er ihn zur Wiederaufnahme der Arbeit bewegen wollte. Die Schilderungen, die S. später von seinem damaligen Zustande gab, und die zu ganz verschiedenen Zeiten übereinstimmten, sind einleuchtend und auch durch ihre Einfachheit glaubwürdig. Die Einsamkeit lastete manchmal schwer auf ihm, und er wälzte sich oft weinend auf dem Boden, um seinen Entschluß, die 1335 Tage abzuwarten, treu zu bleiben. Es ist auch anzunehmen, daß ihn zeitweise nur der Trotz gegen die Ärzte aufrecht hielt und daß sogar dieser ihn zeitweise im Stich ließ, denn er gibt an, er habe sich mit seinem Starrsinn wie mit einer Mauer umgeben müssen, um nicht nachzugeben. Es klingt auch glaubwürdig, wenn er auf die Frage, ob er nie an der Richtigkeit seiner Einstellung gezweifelt habe, erklärt, er habe sich jeden Tag gefragt, ob er auch richtig handle, und dann um so intensiver in der Bibel nachstudiert.

Die lange Zeit, in der S. sich in völliger Isolierung in der Zelle befand, läßt aber neben seinem Trotz noch einen anderen Konflikt zutage treten, der weniger aktuell war, solange noch die Möglichkeit zu einer Liebesbeziehung zu anderen Menschen bestand. Wir hatten bereits Gelegenheit, seine Unsicherheit in der Betätigung des Sexualtriebes zu verfolgen. Er hatte stets große Scheu gezeigt, sich mit Mädchen näher abzugeben, und die Reue über den einzigen außerehelichen Sexualverkehr wirkte noch lange in ihm nach. Die Lehre Anton Unternährers, der ihn plötzlich auch von den Gesetzen der Sitte freisprach, ermöglichte ihm dann beim Zusammenleben mit einer gleichgesinnten Familie zeitweise sogar mit zwei verschiedenen Frauen sexuell zu verkehren, ohne sich sofort Selbstvorwürfe machen zu müssen. Sie befreite ihn aber nicht von den Schuldgefühlen, welche die Onanie bei ihm auslöste. Seit Jahren habe er, wie er erzählt, über die Folgen der Selbstbefriedigung nachgedacht und sich vorgestellt, daß das Gehirn allmählich schwinde; „die körperliche Schwächung und Versimpelung der unteren Klassen“ will er sogar selbst beobachtet haben. Auch alle Krankheiten kommen von der Onanie. Er faßte deshalb bei seiner Internierung den Entschluß, in Zukunft völlig enthaltsam zu leben. Und für die nächsten anderthalb Jahre gelang ihm das auch. Wie schwer diese Selbstbeherrschung ihm wurde, geht aber daraus hervor, daß er oft seinen ganzen Willen aufbieten mußte, um nicht zu erliegen. Er schildert selbst in drastischer Weise, wie er sich lieber die Zunge abgebissen oder die Hand an seine Bettstelle geschlagen hätte, als seinem Verlangen nachzugeben. Um so intensiver beschäftigte er sich gedanklich mit dieser Frage. Auf der einen Seite der Trieb, der immer energischer seine Befriedigung verlangte, auf der anderen die Erfahrung, daß die Selbstbefriedigung von „Angst und Furcht“ begleitet war; denn wie käme er auf den Gedanken, daß andere Angst und Furcht haben, wenn er selbst nicht so darauf reagiert hätte? Auch die Pollution, die ja häufig als Folge der Onanie oder als Strafe dafür aufgefaßt wird, beschäftigte ihn; es gelang ihm durch „Autosuggestion“ bei Erektionen im Schlafe oder bei gefüllter Harnblase sofort zu erwachen, er freute sich, auf diese Weise bis zu 30 Tagen keine Pollutionen zu bekommen und führte darüber sogar Buch. Schließlich verlangte dieser

Konflikt aber nach einer Lösung. Ein „Ungestüm, eine wilde Gärung“ trieb ihn, intensiv zu forschen, was er mit dem Samen machen müsse; der Trieb wollte befriedigt sein, der Verlust des Samens wird aber nach der Bibel verurteilt, denn Onan wird getötet, weil er seinen Samen zur Erde fallen läßt. Der Gedanke lag also nahe, das Sperma dem Körper wieder einzuverleiben, um so mehr, als mit dem Samen jedesmal etwas von seinem Leben verloren ging, da im Samen „Geist und Seele“ sind. Es war aber nicht eine Überlegung, sondern eine „Eingebung, ein Gefühl, nach dem er gerade mußte“, das ihn am 14., 15. und 16. April zum ersten Male von seinem Samen essen ließ. Einen Monat später träumte ihm, er habe den dritten Stein bekommen, von dem in der Bibel die Rede ist. Er war schon so gewohnt, nach dem Beispiele Unternährers bei Bibelstellen nach einer Deutung zu suchen, daß er auch für diese Verheißung sofort eine Deutung fand. Stein war in seiner Umgangssprache ein Ausdruck für Hoden und wird auch von Unternährer selbst, von dem in Gerichtsakten bezeugt wird, daß er drei Hoden besaß, so aufgefaßt. Er untersuchte sich deshalb und entdeckte an seinen Hoden stecknadelkopfgroße Knötchen, ohne Zweifel Teile der Nebenhoden, die er bis dahin nicht bemerkt hatte. Tägliche Nachprüfungen ließen ihn dann glauben, die Gebilde seien gewachsen, und führten ihn auf den Gedanken, daß in seinem Körper etwas Neues entstanden sei. Als das Wachstum dann vermeintlich aussetzte, zog er den Schluß, wenn er in Zukunft seinen Samen esse, so werde in seinem Körper etwas Neues entstehen. So kam er schließlich dazu, vom 6. August an täglich einmal zu onanieren und seinen Samen zu essen. Die „Eingebung“ und das „Gefühl“, die ihn zum ersten Male dazu getrieben hatten, sprechen schon dafür, daß triebhafte Momente den späteren Überlegungen und Begründungen vorangingen, und berechtigen uns, diese als Rationalisierung unbewußter Vorgänge zu verstehen. Das vorliegende Material erlaubt uns aber keine erschöpfende Erklärung ihres Zustandekommens; wir müssen uns vielmehr damit begnügen, seine Handlungsweise als einen Kompromiß zwischen einer triebhaftigen Regung und den sie verdrängenden Tendenzen aufzufassen. Die lange Pause zwischen den ersten 3 Tagen, an denen er wieder onanierte und zum ersten Male Sperma aß, und dem 6. August, an welchem die regelmäßige Ausübung dieser Handlung einsetzt, beweist, daß auch diese Lösung nicht ohne Widerstreben von ihm angenommen wurde; die weitere Entwicklung zeigt aber, daß sie ihm bald unentbehrlich wurde, und daß er sich von selbst nicht mehr von ihr befreien konnte. Am 24. Februar 1924 wurde zwar „der Samenerguß abgebrochen“, die Pneumonie erlöste ihn vorübergehend von seiner inneren Spannung, wie fieberhafte Erkrankungen auch die schizophrene Affekt-Starre zeitweise zu lösen vermögen; schon Ende April, d. h. noch vor seiner Entlassung aus der Anstalt fängt das Samenessen aber wieder an und wird von Mitte Juni an wieder regelmäßig ausgeübt. „Nach dem Wohlbefinden“ würde er es zwar „zehnmal lieber“ unterlassen, aber aus „grenzenloser Verehrung für den Samen“, in dem er Gott erkennt, muß er es machen. Nach dem Fleisch „täte er es lieber nicht“, aber „der Geist verlangt es“ von ihm. Er besitzt nicht die Energie, enthaltsam zu leben, sein Gewissen erlaubt ihm aber nicht, ungehemmt zu onanieren, so bildet das Samenessen für ihn den einzigen Ausweg, denn es ist in seinen Augen keine Onanie, weil der Same nicht verloren geht. Dieser Kompromiß ermöglicht ihm, für die Lehre Unternährers einzutreten und zugleich den Vorstellungen von Sünde gerecht zu werden, von denen er sich doch nicht befreien kann. Onanie und der sexuelle Verkehr zwischen gewöhnlichen, d. h. „unversöhnten“ Menschen sind Sünde, die Onanie wird aber geheiligt, der sexuelle Verkehr wieder möglich, wenn der Mensch sich nur zuvor durch Samenessen erneuert, „dem Samen neue Werte abgerungen“ hat. Er schwankt zwar lange, bevor er sich zu dieser letzten Auffassung entschließt, auf alle Fälle müßte auch die Frau, mit der er sexuell verkehren würde, sich zuvor durch Essen seines Samens „aufbauen“; er findet aber immer mehr Bibelstellen, die ihm sagen, daß das Samenessen das eigentliche Erlösungsmittel sei, der Heilsweg, den alle großen Propheten gegangen. Jede Speisung, von der in der Bibel die Rede ist, bedeutet Samenessen, auch das Abendmahl ist nichts anderes, wenn auch Christus beim ersten Male nur versteckt darauf hindeutet. Das Samenessen wird so zur überwertigen Idee, auf die sich der ganze Affekt verschiebt, der ursprünglich der Onanie galt. Die regelmäßige Ausübung dieser Handlung gibt ihm die innere Ruhe, die er bisher immer vergeblich gesucht hatte, die gedankliche Beschäftigung mit der Idee erlaubt ihm allmählich die Beantwortung aller Fragen, die ihn quälten, vor allem weiß er nun, was unter der „Versöhnung“ zu verstehen ist, die den Menschen zum Gotte macht.

Das Samenessen gibt ihm aber auch eine neue Verheißung, deren er dringend bedurfte, je mehr die Hoffnung entschwand, durch einen baldigen Weltuntergang aus seiner Lage befreit zu werden. Die Enttäuschung vom August 1922, als die Prophezeihungen der Zeitung von einem Kometen sich nicht erfüllten, führt ihn zur neuen Erkenntnis, daß die große Wandlung, die Unternährer prophezeit hatte, sich nicht nach außen zeigen, sondern im Innern des Menschen vollziehen werde. Er erkennt nun im Samenessen das Geheimnis, durch das der Mensch sich selbst erlösen und die Unsterblichkeit erlangen kann, und diese Gewißheit gibt ihm die Geduld, allen Schwächen seines Gefühles zum Trotz, den Rest der 1335 Tage auszuharren. Er mochte zwar immer noch die Hoffnung auf eine äußere Umwandlung nicht ganz aufgegeben haben, aber er brauchte sich nicht mehr darauf zu versteifen, er konnte sogar schon darüber unterhandeln, was mit ihm geschehen würde, wenn die

1335 Tage nicht die Erfüllung seiner anfänglichen Prophezeiungen bringen würden. Das Samenessen wird so zu einem Mittel, das ihm den Rückzug ermöglicht, ohne seine innere Überzeugung preiszugeben, objektiv gesprochen hatte er sich der neuen, durch das Ausbleiben des Weltunterganges geschaffenen Situation angepaßt, so gut seine krankhafte Einstellung und seine Debilität ihm das erlaubten. Das Verlangen, allen Gesetzen und jeder Autorität zu trotzen, das ihn in die Anstalt gebracht hatte, war nun abgelöst von dem anderen, sich durch das alltägliche Samenessen „die Ewigkeit zu erringen auf dieser Welt“. An diesem Glauben hält er auch fest, als er aus der Anstalt entlassen wird und sich wieder allen Anforderungen seines sozialen Lebens unterzieht.

Vergegenwärtigen wir uns noch einmal das Zustandekommen des Samenessens, so läßt sich wohl der Kompromiß zwischen den widerstrebenden Tendenzen, zwischen Trieb und gedanklicher Verneinung der Onanie mit einem neurotischen Symptome vergleichen. Die Handlung unterscheidet sich aber z. B. von einer Zwangshandlung, weil das wesentliche Merkmal des Zwanges, die Unwiderstehlichkeit eines dem Bewußtsein gänzlich fremden Antriebes, hier fehlt. Auch von einer Triebhandlung kann nicht gesprochen werden, weil es eines ganzen gedanklichen Apparates bedarf, um das Zustandekommen der Handlung zu ermöglichen, und weil ihr eine subjektive Bedeutung beigemessen wird, die einer Triebhandlung niemals zukommt. Wir werden daher hier noch einmal ganz besonders vor die Frage gestellt, ob nicht doch eine Schizophrenie anzunehmen sei, welche auch diese Variation einer perversen Handlung erklären würde. Nun berechtigt aber bekanntlich ein Symptom allein noch nicht die Diagnose einer Schizophrenie, auch wenn es noch so verdächtig für diese Psychose ist. Es sei deshalb hier eingefügt, daß zur Abklärung dieser Frage im April 1926 noch ein Formdeutungsversuch nach *Rorschach* bei S. unternommen wurde, der, vielleicht wider Erwarten, gar keine Anhaltspunkte für die Diagnose einer Schizophrenie, auch nicht einer latenten gibt. Der Versuchsbefund zeigt vielmehr nach *Oberholzer*, der die Auswertung erst nach Beendigung dieser Arbeit unternommen hat, nur die Debilität, bezw. Unintelligenz der Versuchsperson, „— allerdings mit einer großen Anzahl von Besonderheiten und Widersprüchen — wobei die einzelnen Faktorenwerte zwischen Debilität und dem Durchschnitt des Unterdurchschnittlichen sich bewegen, zum Teil sogar die obere Grenze des letzteren übersteigen“.[1] Es bleibt daher bei diesem Symptom, das von allen am meisten befremdet, nichts übrig, als seine Bildung der Neurose zuzuschreiben, aber anzu-

[1] Die Wiedergabe der genaueren Durcharbeit und der Analyse der erwähnten Widersprüche würde zuviel Raum beanspruchen, wir beschränken uns deshalb darauf, das Versuchsprotokoll mit Klassifikation und Verrechnung im Anhang als Beleg beizufügen.

nehmen, daß nur bei der Debilität und einer perversen Veranlagung die Betätigung eines solchen Ausweges möglich war. Wie groß dabei die Rolle der Perversität war, läßt sich nicht sagen, da die Vorgeschichte keine Anhaltspunkte für perverse Neigungen gibt. Nur eine eingehende Psychoanalyse könnte darüber näheren Aufschluß geben.

Die innere Wandlung, die sich in S. vollzieht, als seine Hoffnung auf einen Weltuntergang nicht in Erfüllung geht, zeigt sich deutlich in seiner veränderten Haltung gegen die Ärzte. Anfänglich noch sehr empfindlich gegen wirkliche oder vermeintliche Verständnislosigkeit, erträgt er schließlich auch einen Spaß, der sich auf seine Entlassung bezieht. Man merkt immer deutlicher, daß er bald nur noch dem Scheine nach an seiner einstigen Prophezeiung festhält, und man glaubt ihm, wenn er angibt, daß seine organische Erkrankung ein willkommenes „Mittel zum Zweck" war, wieder Kleider anzulegen; objektiv gesprochen war es eine kluge Benützung des Zufalls. Die übrige Anpassung vollzieht sich sehr rasch, und seinem Temperament entsprechend setzt er sich nun mit derselben Intensität für die neue Arbeit ein, mit der er vorher allen Versuchen, ihn zu einer Beschäftigung zu bringen, Widerstand geleistet hatte. Daß er Tüchtiges leisten könnte, wenn er wollte und immer mit den Gedanken bei der Sache wäre, hatte schon der frühere Lehrmeister von ihm gesagt; nun ist er wirklich gewillt, wieder alles auf sich zu nehmen, was man von ihm verlangt, seine Gedanken sind auch nicht mehr wie früher abgelenkt, die überstandenen Erlebnisse haben sein Verlangen nach Außergewöhnlichem reichlich gesättigt und die übertriebene Beschäftigung mit sich selbst, mit abstrakten Spitzfindigkeiten und Wortspielereien, die ihm früher gar nicht entsprochen hatte, läßt das lange unterdrückte Verlangen nach praktischer Betätigung nun doppelt stark hervortreten. Die früher nach außen gerichtete Einstellung verlangte nach der langen Introversion ihr Recht. Vor allem aber hat die gänzliche Mißachtung aller sozialen Beziehungen ein um so stärkeres Verlangen gezeitigt, sich nun auch „unter dem Gesetz" zu bewähren. Sein Gehalt wird in der ersten Zeit fast ausschließlich dazu verwendet, seine verlorene Aussteuer zu ersetzen, und er zeigt einen gewissen Ehrgeiz, nun auch in den Augen der „Welt" als ein ganzer Mann dazustehen.

Der äußere Eindruck, den S. in den Jahren seit Verlassen der Anstalt gemacht hat, führte zu dem übereinstimmenden Urteile von Laien, er sei nicht mehr der Gleiche wie früher. Vor allem die Frau, die neben den Kindern am empfindlichsten unter seiner früheren Unausgeglichenheit zu leiden hatte, anerkennt, daß S. heute reifer als früher sei, erst jetzt sieht sie den Mann in ihm. Sein Verhalten, das sich nun seit drei Jahren als beständig erwiesen hat, erlaubt also, von einer deutlichen Charakterveränderung und einer praktischen Heilung zu reden. Seine Oppositionslust ist soweit überwunden, daß er nun gehorchen und sich unterordnen kann, wo es nötig ist; selbst Frauen gegenüber zeigt er nicht mehr den „männlichen Protest“. Auch sein Geltungsbedürfnis hält sich in normalen Schranken, er fällt bei der Arbeit nur noch selten durch eine gewisse Selbstüberschätzung auf, und zu Hause hat man den Eindruck, er wolle gar nichts Besonderes sein, nur im großen Haufen verschwinden. Er hat auch den Weg gefunden, seine sexuellen Bedürfnisse und sein Liebesverlangen auf natürliche Weise zu befriedigen; seit er die Möglichkeit hat, seine Frau wieder regelmäßig zu besuchen, ist das Verlangen, zu onanieren und mit ihm der Gedanke einer Erlösung durch Samenessen erloschen.

Fassen wir die Ergebnisse der Untersuchung über den Verlauf des Zustandes bei S. von seiner Trennung von den Mormonen bis zum Verlassen der Anstalt zusammen, so ergibt sich, daß aus der Psychoneurose eines debilen Psychopathen sich in der Zeit von anderthalb Jahren eine akute Psychose entwickelt hat, die erst etwa 1 Jahr nach der Internierung ihren Höhepunkt erreicht, um dann allmählich abzuklingen und zu einem Zustande zu führen, der nun seit 3 Jahren anhält und gegenüber dem früheren unsteten Verhalten des Patienten als wesentliche Besserung bezeichnet werden muß. Nach der Auffassung der Zürcher psychiatrischen Klinik hat S. dabei einen Schub von Schizophrenie durchgemacht und kann als Beispiel dienen für die Besserung einer „schizoiden Psychopathie“ durch eine akute Psychose. Wir haben nun im einzelnen versucht, darzulegen, daß die Entstehung des akuten Zustandes auch eine rein psychogene Erklärung zuläßt, ohne zur Annahme eines organischen Prozesses zu zwingen. Der anfänglich sehr akute Verlauf, die extremen Konsequenzen, die S. nach der Annahme der Antonianischen Lehre zog, das Verlassen der Familie, das Verbrennen der Schriften, die Verweigerung der Arbeit und die stoische Hinnahme der Verhaftung und Internierung in der Anstalt, sodann die Steigerung seiner negativistischen Haltung, das Ablegen der Kleider, seine Erwartung eines Weltunterganges und schließlich die perverse sexuelle Betätigung mit den darauf gegründeten systematisierten wahnhaften Auslegungen der Bibel legten allerdings immer wieder den Gedanken an eine Schizophrenie nahe. Verfolgen wir aber die innere Notwendigkeit, mit der sich der Zustand mit allen seinen Symptomen aus der früheren Einstellung, den inneren Konflikten und den Schwierigkeiten der äußeren Lage heraus verfolgen läßt, berücksichtigen wir, daß S. schon einmal durch seinen Beitritt zu den Mormonen den Versuch unternommen hatte aus einem ihm unerträglich gewordenen Zustand herauszukommen, so ergibt sich die Frage, ob nicht auch hier von einem Selbstheilungsversuch gesprochen werden kann. Den einen Weg, der dem auf sich selbst angewiesenen Neurotiker offen steht, die Bemühung, sich trotz der bestehenden inneren Schwierigkeiten an die Anforderungen der Wirklichkeit anzupassen, hatte S. schon einmal ohne Erfolg eingeschlagen, auch der Kampf für ein Ideal und die Befolgung strenger Sittenvorschriften hatten ihm zuletzt eine Enttäuschung gebracht, über die er nicht hinwegkam, es blieb also nur das andere Extrem, seinen mühsam unterdrückten triebhaften Einstellungen die Zügel schließen zu lassen und die Schranken der Realität gänzlich zu durchbrechen. Auch hier bedurfte er aber der Sanktion einer religiösen Lehre, um sein Verhalten zu rechtfertigen, und später bediente er sich des Zufalles, um sein Ziel zu erreichen, dem er innerlich zustrebte. Der weitere Verlauf ergibt aber die Annahme, daß die Entwicklung der äußeren Verhältnisse ihn weit über das hinwegführte, was er anfänglich in vorwiegend bewußter Absicht unternommen hatte. Nun erlaubte sein Trotz ihm erst recht keine Umkehr mehr und trieb ihn in eine Einstellung hinein, die immer mehr den Charakter einer Psychose annahm. Was aber gegen die Diagnose einer Schizophrenie spricht, ist in erster Linie die Einstellung des Patienten auf einen Termin. Die erst später internierte Antonianerfamilie B. bestätigt, daß die Enderwartung auf den Ablauf der 1335 Tage festgesetzt wurde, die mit der Internierung der beiden Brüder begannen. Selbst wenn wir aber annehmen, daß der „3. Mai“ von S. erst während der Internierung festgesetzt wurde, so müßte man annehmen, daß er den Termin für den Ablauf seines „schizophrenen Schubes“ schon 6 Monate vorher gewußt hätte, was nicht wahrscheinlich ist, während er umgekehrt in der Erwartung eines bestimmten Termines das Zusammenbrechen seiner Oppositionseinstellung, auch wenn es ihm allmählich immer schwerer fiel, sie aufrecht zu halten, hinausschieben konnte, um dann die zufällig ausgebrochene Lungenentzündung in kluger Weise zum Rückzug zu benützen. Noch einmal sei aber betont, daß die Neurose allein nicht den psychotischen Zustand erklären kann, sie war nur weiter ausschlaggebend für die Symptomatik. Es bedurfte vielmehr einer besonders gearteten Anlage, die mit dem Begriff der Psychopathie angedeutet werden soll, um eine solch extreme Einstellung zu ermöglichen. Es wird aber weiterer Untersuchungen bedürfen, um Fälle wie den hier vorliegenden endgültig gegen den Begriff der Schizophrenie abzugrenzen, vielleicht wird dabei der Rorschachsche Formdeutungsversuch besonders wertvolle Dienste leisten.

Suchen wir uns aber die extremen Konsequenzen, die wir inhaltlich aus den Konflikten der früheren Neurose abzuleiten suchten, aus einer „besonders gearteten Anlage“ zu erklären, so wird uns die Ähnlichkeit des Bildes mit einem schizophrenen Schub in erster Linie auf die Heredität hinweisen. Wir erinnern uns dann, daß ein Bruder jahrelang wegen einer sicher prozeßhaften Psychose (Schizophrenie) interniert war, und daß bei dem mehrfach erwähnten Bruder W., der sich noch immer weigert zu arbeiten, und auf den heute auch S. keinen Einfluß mehr hat, neben seiner Imbezillität das Bestehen einer Schizophrenie mit großer Wahrscheinlichkeit angenommen werden kann. Bei der Schwester, die neben ihrem Dirnenberuf sich vor allem für Spiritismus, Magie und Kartenlegen, kurz für alle Formen des Aberglaubens interessiert, muß ebenfalls die Möglichkeit einer Schizophrenie, am ehesten einer Hebephrenie zugegeben werden. Wir sehen somit, daß bei S. eine schwere erbliche Belastung mit Schizophrenie angenommen werden muß, und erklären uns daraus die Eigenart seiner Psychopathie und den Charakter seiner Psychose.

### *Mormonenlehre und Antonianerlehre.*

Wenn wir die beiden Selbstheilungsversuche von religiösen Gesichtspunkten betrachten und als Erlösungswege bezeichnen, so ergibt sich hier ein fundamentaler Unterschied. Bei den Mormonen steht ein sozialer Organismus, eine echte Gemeinschaft im Mittelpunkt des religiösen Lebens. Die Lehre Unternährers dagegen ist durchaus asozial, verwirft Gesetze und Sitte und strebt einen Zustand an, dessen Verallgemeinerung an den elementarsten Forderungen der Selbstbehauptung und eines Gemeinschaftslebens scheitern würde. Ihre Durchführung rechnet nicht mit der Wirklichkeit, sondern mit einer Umwälzung, die ohenhin allen bestehenden Einrichtungen ein Ende bereiten würde. Sie ist das religiöse Seitenstück zur Anarchie, nur daß hier durch die Wiederkunft Christi vollbracht würde, was man dort von einer Weltrevolution erwartet. Was sie wiederum aber auch von dieser unterscheidet, ist die Geltung, die dabei der Einzelmensch erfährt. Dieser bleibt nicht Einer unter Vielen, seine Idee gilt nicht der ganzen Welt und der Menschheit, sondern sich selbst, er maßt sich die Attribute einer Gottheit an und genügt sich in seiner Vollkommenheit. Insofern er nur sich selbst erlösen will, ist er Mystiker, und man darf sich auch nicht durch das zeitweise rege Leben unter einzelnen Mitgliedern der Sekte täuschen lassen, auch dieser enge Zusammenhang, der z. B. vor der Internierung den beiden Brüdern längere Zeit ohne Arbeit zu existieren ermöglichte, schafft keine Gemeinschaft mit ihren Pflichten und Verantwortungen, sondern will nur dem Einzelnen weiterhelfen. Was aber Unternährers Lehre und parallele Erscheinungen von anderen Formen sowohl der abendländlichen wie der orientalischen Mystik unterscheidet, ist ein Wesensmerkmal, auf das *Rorschach* zum ersten Male hingewiesen hat, *die Sexualisierung der biblischen Begriffe, ihre desublimierende Tendenz.*

### *S. und Unternährer.*

Bei S. erfährt nun diese Strebung eine ganz besondere Abweichung, die in der Eigenart seiner Krankheit begründet ist. Unternährer selbst war ein Schizophrener, bei dem die Sexualsymbolik unverhüllt zutage trat, die Tradition der Sekte, die sich seit seinem Tode erhalten hat, kennt aber in der Regel nur die gläubige Hinnahme der Deutungen, die in seinen Schriften niedergelegt sind; sie steht zwar offen ein für die Sündlosigkeit sexueller Regungen und Handlungen, hütet aber diesen Teil der Lehre vor profanen Augen und hält wohl in erster Linie aus diesem Grund die Schriften geheim. Die Ablehnung des Sittengesetzes besteht nur in der Theorie, und wirkliche Auswüchse dürften heutzutage kaum häufiger sein als sexuelle Entgleisungen bei den Mitgliedern anderer religiöser Gemeinschaften. Sehr vielsagend ist in dieser Beziehung die Bemerkung von S., es gebe jedenfalls viele Männer und Frauen, die eifersüchtig wären, wenn der andere Gatte von der antonianischen Sittenfreiheit Gebrauch machen wollte. Auch auf diese Erscheinung weist *Rorschach* hin, wenn er bemerkt, es sei volks- und religionsgeschichtlich überaus interessant zu sehen, wie wenig Schaden selbst ein Unternährer mit seiner bis ins tiefste Heidentum zurückfallenden Lehre verursacht habe, und wie schnell sogar eine solche Lehre von den prospektiven und sublimierenden Kräften des Volkes ergriffen, umgemodelt und resublimiert werde, so seien fast alle Antonianer, die während des Krieges wegen Dienstverweigerung bestraft wurden, ethisch hochstehende Menschen gewesen, denen niemand etwas Schlimmes nachzusagen wußte. Bei S. schließlich kam es weder zu einem ungehemmten Ausleben, wie Unternährer es vorgesehen hatte, noch gelang ihm die Sublimierung seines Sexualtriebes, der ihm so viel zu schaffen machte. Ja, man hat bei seinem ganzen Verhalten in der Anstalt den Eindruck, daß sein Trotz sich konsequent gegen alle Versuche richtet, ihn zu einer Sublimierung zu bewegen. Bei ihm bringt deshalb die Psychose das Unwahrscheinliche zustande, daß er eine sexuelle Handlung erfindet, die bei objektiver Betrachtung als pervers bezeichnet werden muß, die aber für ihn selbst die Abwendung von „sündhaften" sexuellen Handlungen bedeutet.

Die Art der Bibelauslegung, die Sexualisierung der biblischen Begriffe und Gleichnisse ist bei S. dieselbe wie bei Unternährer. Betrachten wir aber noch einmal das Lehrgebäude, das S. auf seiner Idee einer Erlösung durch Samenessen errichtet hat, so weicht es in diesem wesentlichen Punkte von Unternährer ab, der nichts vom Samenessen wußte, oder einer solchen Handlungsweise zum mindestens in seinen Büchern keine rituelle Bedeutung beimaß. Das Samenessen selbst haben wir oben zu erklären versucht, die theoretischen Auslegungen, die sich daran knüpfen, zeigen die überwertige Bedeutung, welche die perverse Befriedigung allmählich für ihn bekam. Eine Begünstigung dieser Denkweise ist aber auch in der Besonderheit seiner intellektuellen Veranlagung zu suchen. Die symbolischen Kunststücke unseres Exegeten werden nur begreiflich, wenn man sich vergegenwärtigt, daß S. ein Debiler ist. Seine Intelligenz ist zwar praktisch gut und ermöglicht ihm in Verbindung mit seiner manuellen Geschicklichkeit tüchtige Leistungen in einem handwerklichen

Berufe und in seiner jetzigen Stellung als Gärtner und Hausbursche. Sogar die Besorgung komplizierter Heizungsanlagen versteht er, wenn man sie ihm einmal gezeigt hat. Sobald aber abstrakte Überlegungen von ihm verlangt werden, fehlt ihm die Fähigkeit, seine Einfälle kritisch zu sichten. So kommt es, daß neben Einsichten, die ein gesundes Urteil menschlicher Verhältnisse und seiner selbst verraten, und neben religiösen Bildern, die eines hochstehenden Mystikers würdig wären, die unsinnigsten Ideenverbindungen bestehen, die sich auch nicht durch die Erfahrung korrigieren lassen. Wir denken z. B. an die Theorie vom Wachstum eines dritten Hodens. Hier erinnert seine Lehre unmittelbar an die von Primitiven konstruierten Zusammenhänge, die zwar richtige Einzelbeobachtungen verwerten, aber in Ermangelung einer naturwissenschaftlich geschulten Denkweise sich mit freien Erfindungen behelfen. *Rorschach* hat wiederum darauf hingewiesen, daß bei einer solchen Erscheinung mit der Annahme eines „religiösen Atavismus" nichts gesagt ist, daß vielmehr auch solche Gedankensysteme Neuschöpfungen sind, die aber dank der geringen Unterschiede der angeborenen Disposition der Erlebens- und Denkvorgänge bei Menschen der verschiedenen Zeitalter und der verschiedensten Rassen, mit früheren oder lokal völlig unabhängig von einander entstandenen Religionsformen und Denksystemen weitgehend übereinstimmen können.

## Zusammenfassung.

Ein religiöser Sektierer, den seine Überzeugung mit dem bürgerlichen Gesetzbuch in Konflikt und schließlich in die Irrenanstalt gebracht hat, wird auf die Frage hin untersucht, ob die während der Internierung zutage getretene Psychose sich psychogen aus seiner Vorgeschichte erklären läßt oder als Schub einer Schizophrenie aufgefaßt werden muß. Die Untersuchung führt zum Ergebnis, daß der Beweis für eine prozeßhafte Psychose nicht erbracht werden kann. Die Ausartung der vorher bestehenden seelischen Eigenart erklärt sich aus der Reaktion eines debilen Psychopathen auf einen unerträglich gewordenen inneren Zustand (Neurose) und auf schwierige äußere Umstände. Das Ergebnis ist eine wesentliche, seit der Internierung 3 Jahre anhaltende Besserung des früheren Zustandes.

## Nachtrag.

Protokoll des Rorschachschen Formdeutungsversuches
vom 28. IV. 1926.

| | | | |
|---|---|---|---|
| I. | GF — Anat. | 0 | Wie ein Brustkorb mit dem Mittelbein u. |
| | DF — Anat. | 0 | wie wenn man zugleich die Lungen sieht auf der Seite. |
| | GF + T | V | Schmetterling ohne Kopf. |

| | | | |
|---|---|---|---|
| II. | DZwF + Obj.<br>DFbF Feuer | | Ein Lampenschirm mit Feuer nach unten. |
| | DF + T | | 2 Tiere mit den Ohren (Schwarz) — eine Art Bärenform und doch ist es kein Bär. |
| III. | GB + M | V | 2 Gigerl, Kopf, Hals, Brust mit Pochettli, Arme, Hinterteil mit Beinen, als ob beide im |
| | DZwF(Fb) Wasser<br>DFb (Abstr.<br>(Liebe) | 0 | Wasser ständen, in einem Bach — vielleicht Gedanken der Liebe dabei, sie sehen auf das Rote und denken vielleicht an das gleiche Mädchen. |
| IV. | GF + T | V | Ein Fell von einem — ein Hyänenfell, natürlich ist es zu dunkel. „Wenn man es länger betrachtet, so kommt einem so vieles in den Sinn und doch hat es immer nur Andeutungen dazu.“ |
| | Do — DF + Td | | Von einem gewissen Tier: Rüssel, Fühler, Zangen, Beine (Umg.MSt.). |
| V. | GF + T | V | Fledermaus. |
| VI. | GF(Fb) + Obj. | 0 | Eine Art Fackel, die am Brennen ist, mit dem Rauch drum herum, mit dem Stab unten, den man in der Hand hält (Umg.). |
| VII. | GF(Fb) + Gewölk | | Gewölk am Himmel. |
| | DF + Md | V | 2 Frauenköpfe à la Fastnacht mit ihren Federschüppen oben. |
| VIII. | DF + T | V | 2 Tierli mit ihren 4 Füßen und Köpfen, wie ein Murmeltier auf den Alpen, der Schwanz fehlt, mit etwas zu langen Beinen. |
| | DF — Anat.<br>DF — Anat.<br>Lage | 0 | Bauchgegend mit Wirbelsäule (Gelbrot) und beiden Lungenflügeln, mit Fortsetzung zum Hals (Blau). |
| IX. | | | (Dreht mehrmals.) |
| | GZwF(Fb)-Grotte | 0 | Felsgrotte, nicht ganz naturell, und doch Natur mit Kunst darin. |
| | DZwFFb | 0 | Wie ein Tropfbächli (ML), das über Miessteine herunterläuft, die grüne Ware, die es dabei gibt. |
| | DF + T | | Tier (Grün, Sk.), dahinter |
| | DF + Geol. (Fels) | | Fels (Rot, Sk.), dann |
| | DFbF Geol. | 0 | Land, rotgelbe Kalierde (Orange, Sk.). |
| | GF(Fb) Spiegelung | 0 | Das Ganze spiegelt sich in dem grünblauen Bächli. |
| X. | DF + T | | Tintenfische (Blau lat.). |
| | DF ∓ T | | Augen von einem Schaf mit lang herabhängender Wolle, Ohren und Nase, Beine sieht man nicht, kein hiesiges, sondern ein fremdes. |
| | GFbF | | Wie die Palette eines Malers. |
| | DF ∓ Geol.<br>(Bergpartie) | 0 | Wie eine Bergpartie zum Steigen, eine Steigerpartie (Rot, Umg.). |
| | DF — T | | Frosch, der ins Wasser springt (Grau o.), aber kein Wasser zum Hineinspringen (!). |

Antworten: 28.

| | | | |
|---|---|---|---|
| G | 9 | B | 1 |
| GZw | 1 | F | 17 (8-, dv. 4 Anat.!) |
| DZw | 3 | F(Fb) | 5 |
| D | 15 | FFb | 1 |
| Dd | Ng. | FbF | 3 |
| Do | Ng. | Fb | 1 (Abstr.: Liebe) |

| | |
|---|---|
| T | 8 |
| Td | 1 |
| M | 1 |
| Md | 1 |
| Anat. | 4 |
| Obj. | 2 |
| Geol. (Fels) | 2 |
| Wasser | 1 |
| Gewölk | 1 |
| Felsgrotte | 1 |
| Tropfbächli | 1 |
| Spiegelg. | 1 |
| Feuer | 1 |
| Palette | 1 |
| Rotgelbe Erde | 1 |
| Abstr.: Liebe | 1 |

F + 53% (inkl. Anat.)
F + 69% (ohne Anat.)

T 32%
O 36% (eher weniger — Anat.!)
V 21,5%

Succ.: Im Ganzen geordnet.
Erf.T.: G — D — (Zw)
Erl.T.: 1 B: $3^{1}/_{2}$ Fb. (minimum).